MASAJES

Esme Floyd con la participación de Paul Wills

Corporales

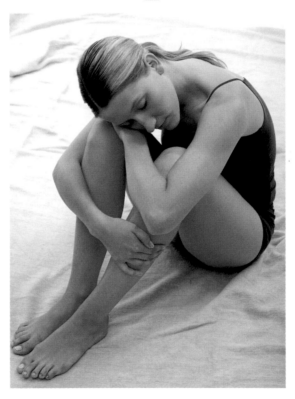

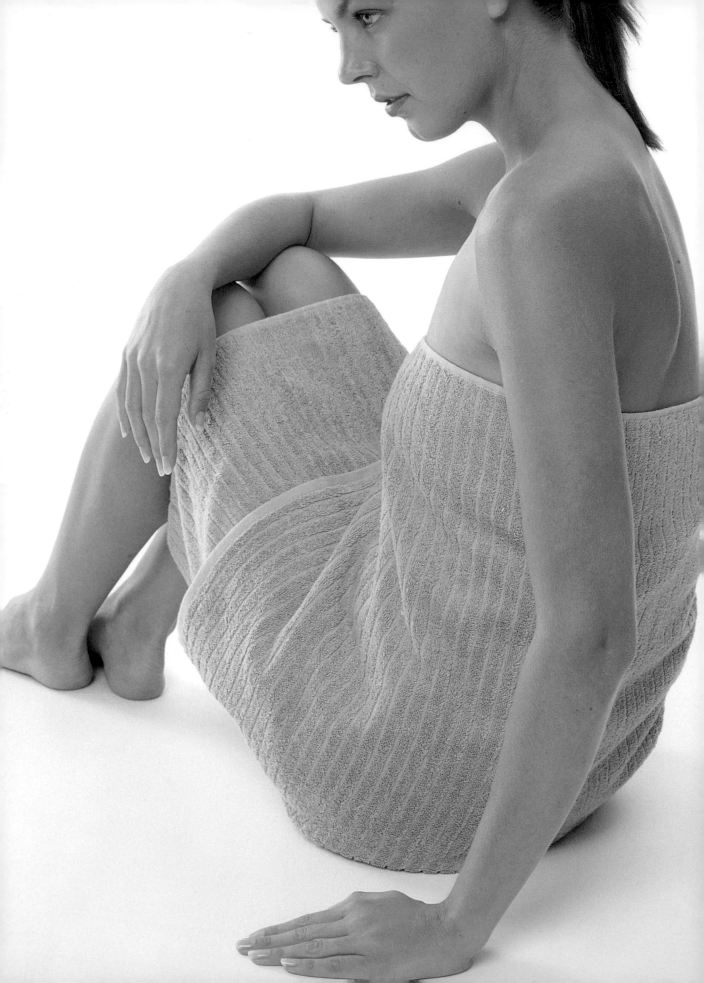

MASAJES

Esme Floyd con la participación de Paul Wills

Corporales

1a. edición, abril 2006.

© *Body Massage*
Text, design and special
photography © 2004 Carlton Books Ltd.

© 2006, Grupo Editorial Tomo, S.A. de C.V.
Nicolás San Juan 1043, Col. Del Valle
03100 México, D.F.
Tels. 5575-6615, 5575-8701 y 5575-0186
Fax. 5575-6695
http://www.grupotomo.com.mx
ISBN: 970-666-166-2
Miembro de la Cámara Nacional
de la Industrial Editorial No. 2961

Traducción: Sorel Contreras y Grigori Karlenovich Gazarian
Formación tipográfica: Armando Hernández

Impreso en Dubai - Printed in Dubai

CONTENIDO

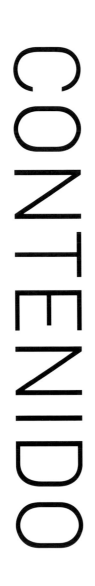

Introducción

El mejor regalo para su cuerpo son las cualidades curativas del masaje. Durante miles de años la humanidad ha empleado las técnicas del masaje para tratar las afecciones del cuerpo y alma. El masaje no simplemente nos ayuda a relajarnos para dejar atrás el estrés y la tensión; sino que además, fomenta la curación, estimula la circulación y propicia el rejuvenecimiento del cuerpo cansado para afrontar los rigores de la vida cotidiana.

Muchas veces, incluso con demasiada frecuencia, asumimos equivocadamente que nuestro cuerpo puede trabajar todo el santo día casi sin recompensa. Aprender a emplear las técnicas del masaje nos brinda la posibilidad de proporcionar al cuerpo el trato que necesita para agradecerle todo lo que nos da. Con este libro, aprenderá lo necesario para masajear de forma profesional a sus familiares y amistades en la comodidad del hogar. Asimismo, se instruirá en el manejo de los procedimientos de automasaje para aliviar de una vez y por todas las dolencias del cuerpo y olvidarse del estrés.

El propósito del presente libro consiste en mostrar al lector cómo compartir con su pareja, sus amistades y familiares las técnicas curativas del masaje. Además, con la ayuda del libro podrá idear sus propios movimientos y su estilo propio de dar masaje. Entre los consejos que aquí se incluyen encontrará las técnicas necesarias para masajear desde la espalda, el cuello y los hombros, hasta los brazos, las piernas y el abdomen. Nuestro propósito es preparar al lector para que pueda dar un masaje corporal completo con la finalidad de relajarse y tranquilizarse. El libro también comprende las técnicas de automasaje encaminadas a combatir las enfermedades y lesiones comunes, así

como aliviar el dolor y el estrés en cuestión de minutos.

El masaje es beneficioso no sólo para la persona que lo está recibiendo, sino también para el propio masajista, pues fomenta intimidad y afecto, "despierta" el cuerpo y nos enseña a escucharlo. Las técnicas que aquí se describen nos regalan una pausa espiritual para concentrarnos en el proceso del masaje y los sentimientos positivos que provoca, desde un conocimiento más a fondo de nosotros mismos hasta una relación más íntima entre el cuerpo y la mente. El toque lenitivo y las técnicas de respiración profunda ahuyentan las inquietudes y tensiones, dándoles al masajista y a la persona que está recibiendo el masaje la oportunidad de encontrar la armonía con sus sentimientos.

Con la finalidad de aplicar correctamente las técnicas de masaje, cada una de éstas se describe de manera individual y se desglosa en incisos separados formando elementos que pueden usarse según las necesidades, ya sea para concentrarse en áreas específicas; aprender algunas técnicas para una receta rápida en caso de falta de tiempo o estudiar detenidamente el libro para saber cómo dar un masaje corporal integral.

Todas las técnicas en el libro se explican sólo para un lado del cuerpo, por lo que es necesario invertir las instrucciones si se desea aplicar la técnica en el otro lado. Precisamente muchos masajistas profesionales suelen concentrarse primero en un lado del cuerpo para después repetir todos los pasos en el otro, con el fin de reducir el exceso de movimiento en el cuerpo y de mantener la suavidad y fluidez durante toda la sesión del masaje.

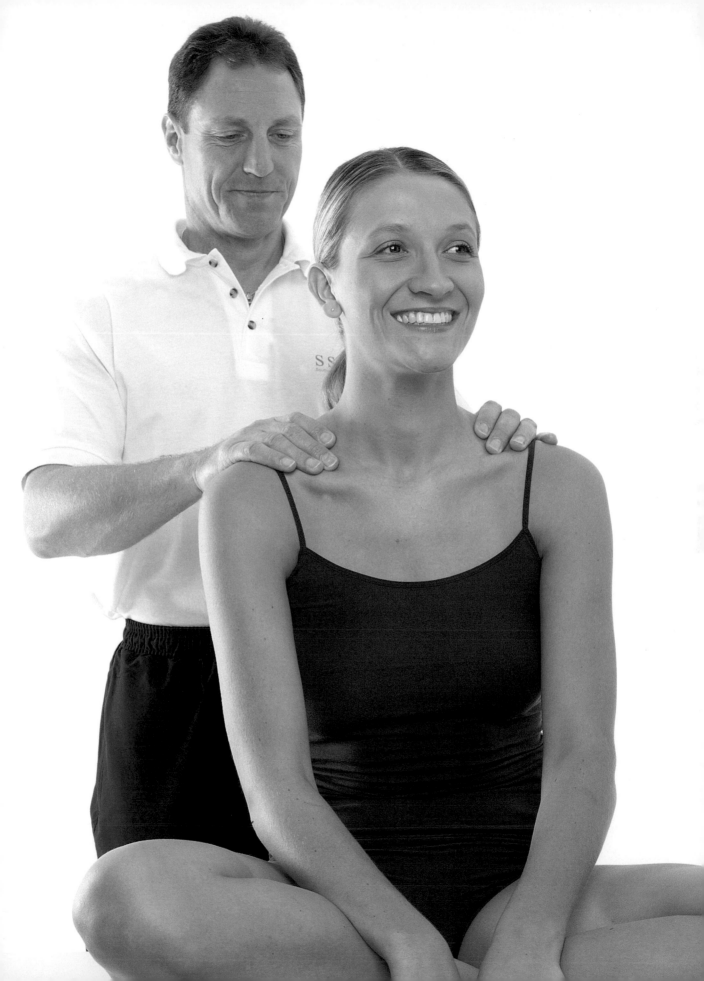

Qué es
el masaje

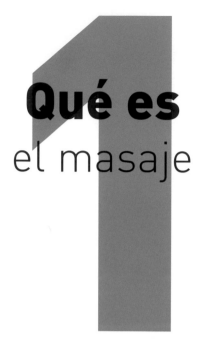

El masaje se ha empleado durante varios siglos para curar, tonificar y ayudar a relajarse física y mentalmente, gracias a su capacidad de llegar a todos los órganos principales y permitir que los músculos, huesos y tejidos blandos permanezcan sanos. El principio fundamental del masaje es sencillo: "el tacto significa estimulación" esto es, que el cuerpo reacciona al contacto de las manos con alguna de sus partes. Dado que la piel y los órganos que ésta protege no son homogéneos, la intensidad en la fuerza del toque provoca respuestas diferentes; así, un roce ligero en el antebrazo puede ser relajante, pero un toque con mayor presión puede estimular el torrente sanguíneo, dirigiendo la sangre al corazón o a los músculos adoloridos.

Incluso cuando se trata del masaje en el hogar, es importante que la persona que lo realice tenga los conocimientos básicos de la reacción que puede provocar el masaje en diferentes áreas del cuerpo. La finalidad de este capítulo es explicar ciertos principios, técnicas y beneficios fundamentales del masaje.

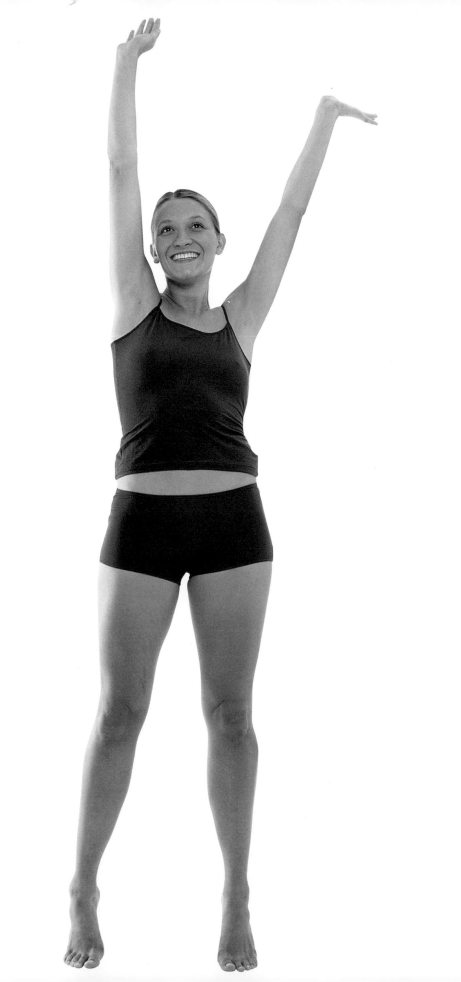

Ayuda para el cuerpo

Para que nuestros cuerpos funcionen óptimamente, los numerosos sistemas complejos que se esconden debajo de la piel deben trabajar en armonía y combinación. Los huesos, músculos y tejidos blandos nos ayudan a movernos, mientras que el sistema circulatorio –que comprende el corazón, los vasos sanguíneos y la sangre– transporta el oxígeno por el cuerpo para asegurar el funcionamiento de las células. El sistema nervioso mantiene al cerebro "informado" de su estado, además de permitirnos pensar, actuar y sentir. Con la ayuda del aparato digestivo podemos absorber la energía de los alimentos y mantenernos hidratados gracias al agua. El sistema inmunológico, el cual desempeña una función muy importante, previene los ataques de los virus, las bacterias y otros microorganismos que provocan daños al cuerpo o propagan las enfermedades.

El objetivo del masaje es afinar el funcionamiento óptimo de dichos sistemas, lo cual se refleja en un mejor estado de salud y bienestar, al tiempo que fomenta la curación y el crecimiento, incluso a niveles microscópicos que no podemos percibir a simple vista.

Huesos, músculos y tejidos blandos

Gracias al sistema óseo –el esqueleto–, a la red de huesos y a los tejidos blandos que lo rodean, nuestro cuerpo es capaz de realizar un sorprendente número de movimientos. El efecto del masaje en este armazón esquelético es duradero y sigue actuando incluso terminada la sesión, al estimular la curación y mejorar la adhesión de los tejidos blandos, hasta un mes después del masaje.

Los músculos consisten en grupos de fibras que se deslizan unos sobre otros y se contraen para producir el movimiento; se sujetan a los huesos por medio de tendones, mientras que los huesos se unen mediante ligamentos. Puesto que los músculos sólo pueden contraerse y no son capaces de extenderse, estos órganos fibrosos en todo el cuerpo se encuentran en pares que están en oposición, de modo que unos se expanden y otros se contraen para permitir el movimiento en todas las direcciones. Los músculos, tendones y ligamentos pueden sufrir adhesiones, cicatrices o pequeños desgarres que conducen a la aparición de irritaciones que llegan a impedir el funcionamiento apropiado de los tejidos y agravarse si no reciben tratamiento oportuno. El masaje ayuda a deshacerse de dichas adhesiones.

Circulación

El masaje no sólo estimula el sistema circulatorio en general, sino que también lo hace a un nivel muy local. Los millares de células que contiene nuestro cuerpo necesitan de un suministro regular de sangre, líquido que trae todos los ingredientes que las células precisan para crecer, nutrirse y repararse; además, la sangre se lleva todos los residuos o las toxinas. El masaje activa el flujo sanguíneo, aumenta el suministro de las sustancias nutritivas (minerales y vitaminas que se requieren para la salud, así como el azúcar que nos da energía), además fomenta la eliminación de la toxinas.

Drenaje linfático

El cuerpo comprende otro sistema circulatorio separado que transporta un líquido que se llama *linfa* mediante un número de glándulas y vasos. Después de que los desechos y las toxinas se filtran a través de ciertas glándulas –nódulos linfáticos–, el líquido depurado vuelve a entrar en el torrente sanguíneo. Este proceso mejora el funcionamiento del sistema inmunológico, pues elimina las bacterias, los virus y los demás elementos ajenos al organismo, lo cual permite combatir la infección y desechar el exceso de líquidos. Cuando el tejido se daña o se endurece, los poros se cierran e impiden el paso de la linfa. El masaje estimula la transportación de los líquidos hacia el corazón y las contracciones musculares que eliminan las obstrucciones. El drenaje linfático es uno de los motivos por el que todas las técnicas de masaje descritas en el presente libro comienzan aplicándose en dirección al corazón, consideración que cualquier buen masajista debe tomar en cuenta.

Sistema nervioso

En el cuerpo humano funcionan al mismo tiempo dos sistemas nerviosos: el primero, llamado sistema nervioso *simpático*, responde a la presión, tacto, temperatura y otros factores semejantes, al comunicar el suceso al cerebro y responder a la estimulación sensorial. El segundo, denominado sistema nervioso *parasimpático*, es un sistema cuyo funcionamiento está fuera de nuestra conciencia; controla las funciones corporales, como el ritmo cardiaco, el funcionamiento del hígado, la digestión y el metabolismo, esto es, los mecanismos ocultos que trabajan sin cesar para mantenerlo con vida. El masaje estimula ambos sistemas nerviosos: en el simpático, trabaja con las terminaciones nerviosas y los receptores, ubicados en la piel y los músculos, para mitigar la tensión e hiperactividad; en el parasimpático, produce un efecto positivo en caso de anomalías de la presión arterial, trastornos del tracto digestivo, migrañas e insomnio.

Piel

La piel es el mayor órgano del cuerpo humano que funciona como una protección flexible para todos los órganos que éste contiene, da forma al cuerpo y lo mantiene unido; asimismo, contiene los líquidos y actúa como la vanguardia de la defensa contra las lesiones e invasiones bacterianas, virales y microbianas. La piel comprende tres capas principales: la exterior, llamada *epidermis*; la mediana, conocida como *dermis*, y la inferior, la subcutánea.

La epidermis, que es la capa exterior visible de la piel, se encuentra en un constante proceso de regeneración, en el cual las células nuevas se producen en las capas inferiores, se pasan a la superficie y al final mudan. La dermis se halla directamente debajo de la epidermis y contiene un gran número de vasos sanguíneos, linfa, terminaciones nerviosas, glándulas sudoríparas (que segregan el sudor) y sebáceas (que secretan sebo), así como

folículos del cabello. La capa subcutánea, que se encuentra debajo de la dermis, almacena la grasa, sustancia que actúa como aislador de calor y al mismo tiempo como protectora. El masaje estimula la circulación en las tres capas de la piel, fomenta la renovación, el crecimiento y la reparación de las células, impide la acumulación de las células de la piel e induce a las glándulas sudoríparas a eliminar los desechos y limpiar los poros. Gracias al masaje, la piel adquiere su aspecto brilloso y saludable y restablece las funciones de la renovación celular en todos los niveles.

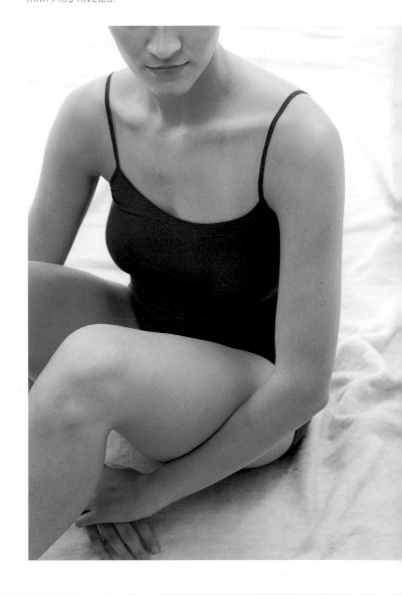

A LA DERECHA: **Al estimular la circulación, el masaje mejora el estado de salud de la piel.**

Precauciones y contraindicaciones

Los masajistas profesionales emplean en su práctica una amplia gama de técnicas para tratar diferentes problemas. El propósito de este libro es darle al lector la comprensión general del efecto terapéutico del masaje y explicar cómo éste se puede usar para ayudar a relajar al lector, a sus amigos y familiares. No obstante, si usted tiene problemas de salud, siempre consulte con un profesional antes de dar el masaje.

Si bien por lo general el masaje se considera una terapia sumamente segura, en ciertas situaciones puede ser más pernicioso que útil. Algunas afecciones –que se conocen como contraindicaciones– pueden exacerbarse a causa del masaje. Por eso, antes de darlo, siempre asegúrese de que la persona que lo va a recibir, no presente alguna de esas contraindicaciones, y si hay algo que lo haga dudar de la seguridad, ABSTÉNGASE DE DAR EL MASAJE. Las preocupaciones producen tensión y conducen a una mala calidad de masaje, por lo que es recomendable esperar y buscar ayuda profesional. Una vez que esté seguro, podrá proseguir sin ningún problema.

Nunca dé masaje si la persona que va a tratar presenta alguno de los siguientes síntomas:

Inflamación

Nunca aplique el masaje en los tejidos blandos que están inflamados o irritados para no empeorar su estado. Los síntomas comunes son moretones, hinchazones, músculos y áreas de piel sensibles o adoloridos, temperatura alta o rubefacción en la piel, así como dolor o disfunción del área afectada. Se deben evitar los nódulos linfáticos hinchados o adoloridos en el cuello, las axilas y la ingle. Si no está seguro, aplique en el área presión suficiente como para causar ligera molestia por un periodo de diez segundos. Si las molestias cesan, es probable que no haya peligro, pero si éstas persisten, es necesario esperar hasta que la inflamación desaparezca.

Lesiones a huesos y articulaciones

Evite aplicar el masaje en los pacientes que han sufrido lesiones tales como traumatismo cervical, fracturas, esguinces o torceduras con complicaciones en huesos y articulaciones, puesto que la presión puede empeorar la afección y causar dolor.

Heridas abiertas

Nunca dé masaje en una herida abierta para evitar el riesgo de infección.

Fiebre

Cuando el organismo combate alguna infección, la temperatura del cuerpo aumenta. El masaje no se recomienda si la temperatura es mayor a 37.5°C porque puede poner en riesgo el sistema inmunológico al subir la temperatura aún más.

Trombosis

Las personas con antecedentes de trombosis deben evitar el masaje, puesto que éste puede provocar que un coágulo se desprenda y entre en el torrente sanguíneo. Proceda con suma cautela en casos de pacientes con afecciones que suelen aumentar el riesgo de trombosis, como intervenciones quirúrgicas mayores recientes, várices, enfermedades cardiacas, lesiones traumáticas, ciertas pastillas anticonceptivas y prolongados periodos de inmovilidad o reposo en cama que afectan la circulación. En caso de tener la menor duda, consulte a un médico antes de dar el masaje.

Venas varicosas

Una alteración de las válvulas venosas que permiten el flujo unidireccional, ubicadas en las piernas, causa que la sangre se acumule en las venas y les da un aspecto azuloso y ligeramente abultado, afección que se conoce como várices. Muchas veces masajear ligeramente en la vena no es dañino, pero las técnicas de masaje profundo deben evitarse en las piernas, puesto que pueden producir presión en las ya de por sí debilitadas venas y acarrear problemas más graves.

Trastornos de la piel

Los trastornos como la psoriasis, el eccema y el acné pueden verse agravados con el masaje, al igual que las infecciones bacterianas, micóticas o virales. Otra contraindicación del masaje son las enfermedades de la piel como el herpes, las ampollas, las quemaduras del sol, los cortes y rasguños, picaduras y mordeduras, así como abultamientos de origen desconocido.

Cáncer

Aunque un masajista experimentado puede disminuir en ocasiones el dolor y la tensión causados por el cáncer, se corre el riesgo de que los tumores se propaguen por el cuerpo o el masaje provoque dolores. Emplee movimientos ligeros o consulte con un médico.

Efecto de narcóticos y bebidas alcohólicas

Evite dar un masaje a personas que estén bajo efecto de estupefacientes o alcohol, ya que son sustancias que alteran los procesos mentales y corporales, por lo que la reacción de la persona puede ser impredecible.

Afecciones clínicas crónicas

Aun cuando dichas afecciones no son contraindicaciones propiamente dichas, se recomienda consultar a un especialista antes de masajear a una persona que padece alguna enfermedad crónica como epilepsia, asma persistente, edema, trastornos cardiovasculares, dolor crónico de espalda, así como a los pacientes que están bajo tratamiento crónico.

Otras contraindicaciones

Existen otras afecciones que se deben tomar en cuenta para aplicar un masaje. A continuación se señalan las enfermedades importantes:

Diabetes

Esta enfermedad puede afectar la circulación sanguínea en los pies y la parte inferior de las piernas, además de causar fragilidad en los tejidos que pueden sufrir daños con un masaje profundo. En ocasiones, el masaje produce el mismo efecto que el ejercicio en el nivel de azúcar en la sangre, de modo que

llega a ser necesario modificar el régimen alimenticio y farmacéutico.

Presión arterial alta o baja

Puesto que el masaje puede alterar la presión arterial, es necesario tener cuidado con las personas que padecen de presión arterial alta o baja. En caso de tener la menor duda, consulte a un médico antes de dar el masaje.

Osteoporosis

En las personas con osteoporosis, los huesos (sobre todo los de la espalda, cuello y hombros) se tornan frágiles y se fracturan fácilmente. El masaje profundo puede producir fracturas en las personas con osteoporosis aguda, por lo que se recomienda consultar a un médico.

Embarazo

En general, las técnicas de masaje adecuadas pueden mitigar los dolores y las molestias del embarazo, reducir la hinchazón y mejorar la salud de la mujer. Sin embargo, el masaje debe evitarse durante las primeras 12 semanas de gestación, en particular en el área del abdomen, cuando el riesgo de aborto no provocado y trastornos fetales es mayor. Algunas veces, las embarazadas pueden presentar afecciones como diabetes o presión arterial alta que son contraindicaciones para el masaje (ver arriba); además, pueden tener náuseas como resultado del masaje, razón por la cual es necesario concienciarlas sobre los riesgos posibles antes de iniciar la sesión. Los aceites esenciales no deben usarse durante el embarazo.

Niños y personas de edad avanzada

El masaje puede ser sumamente provechoso para los niños y las personas mayores pero no deben emplearse las técnicas de masaje profundo, puesto que tales pacientes tienen los tejidos más delgados, y pueden provocar sensaciones de dolor o molestia. Puede ser que tampoco le comuniquen al masajista lo que sienten, mientras que el conocimiento del nivel de presión y un diálogo sostenido resulta beneficioso para que el masaje se convierta en una experiencia grata para ambas partes.

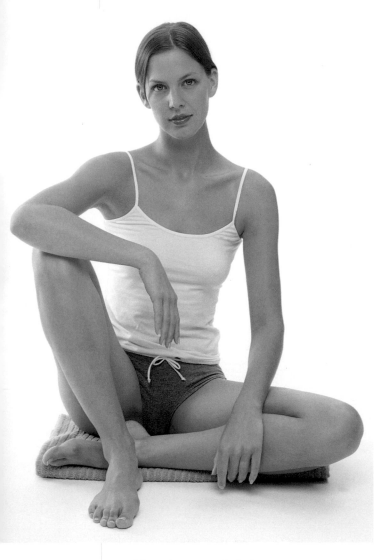

A LA IZQUIERDA: **Además de mejorar el estado de salud, el masaje es una manera excelente para desestresarse y relajarse.**

Áreas que se deben evitar

A continuación se mencionan ciertas regiones del cuerpo que nunca no se deben masajear.

Ojos: Los ojos son delicados y pueden dañarse con la presión. No oprima ni dé masaje en los ojos o alrededor de éstos.

Costados del cuello: En los costados del cuello se encuentra la arteria carótida, que transporta el oxígeno y las sustancias nutritivas al cerebro. La presión en esta área puede interrumpir el suministro de sangre y causar debilidad y mareos o incluso hacer que la persona pierda la consciencia. Procure no presionar fuerte en los costados del cuello y tenga cuidado en la parte posterior de las orejas.

Corva: En el área de la corva (detrás de la rodilla) y un poco arriba de ésta, se halla un pequeño triángulo de tejido que está entre los músculos del ligamento de la corva en donde éstos se unen a la rodilla; en esta región, arterias y venas se encuentran muy cerca de la superficie, por lo que a la hora de dar masajes de piernas es necesario concentrarse en los alrededores y evitar tocar la parte delicada.

Cabeza de los niños: Existe una zona membranosa en el cráneo infantil, llamada la fontanela, que no está completamente cerrada por el hueso durante los primeros dos o tres años de vida. Es indispensable ser sumamente cuidadoso al tocar dichas áreas suaves, al igual que cualquier parte del cuello y rostro.

Abdomen en las embarazadas: Se debe evitar masajear el abdomen en las mujeres embarazadas y tener mucho cuidado al masajear la parte inferior de la espalda.

Lista de control de las contraindicaciones al masaje

- Hinchazón o inflamación
- Fiebre
- Heridas abiertas
- Lesiones en huesos y articulaciones
- Trastornos hemorrágicos
- Melanoma (cáncer de piel)
- Presión arterial alta
- Cáncer
- Várices
- Trombosis venosa profunda
- Dermatosis (enfermedades de la piel)

Las ventajas del masaje para el alma y cuerpo

Una de las ventajas más evidentes del masaje es el profundo relajamiento que provoca, junto con la mitigación del estrés y la tensión que se consideran la causa directa o indirecta de casi el 75% de todas las enfermedades. Todos los nervios sin excepción, incluyendo aquellos que se encuentran en la piel, envían señales al cerebro, el cual constituye una especie de puesto de control del sistema nervioso que vigila todo lo que ocurre en nuestro cuerpo, sin excluir el humor y las emociones. Visto desde esta óptica, el tacto está relacionado con las emociones, razón por la cual el masaje puede ayudar en caso de que se presente estrés.

Cómo sobrellevar el estrés

Cuando se presenta una situación de mucha tensión –sea en forma de un problema que requiere de solución inmediata, como una emergencia; una acumulación continua de presión, como problemas en el trabajo; o simplemente cansancio– su cuerpo responde al liberar en la sangre las hormonas del estrés, adrenalina y cortisol, responsables de la reacción "lucha o huida" que se encarga de permitir a nuestro organismo reaccionar frente a una situación de peligro. Al segregarse dichas hormonas, los músculos se ponen tensos y se preparan para actuar, mientras que el corazón y los pulmones funcionan con mayor intensidad para bombear la sangre a brazos y piernas. Aumentan la presión arterial, la respiración y el pulso, a la vez que la sangre enriquecida con oxígeno se desvía del estómago (lo cual detiene la digestión y causa la sensación de "mariposas en el estómago"); además, se desvía de la piel (que por consiguiente palidece), del sistema inmunológico y de los órganos como el hígado o los riñones.

Nuestro cuerpo está preparado para sobrellevar el estrés y sólo las situaciones de tensión prolongada son dañinas, puesto que el continuo estado de alerta no sólo aumenta la presión arterial y el ritmo cardiaco, sino también puede provocar dermatosis o enfermedades de la piel, digestión, migrañas, dolores de espalda y enfermedades cardiacas. El masaje ayuda a contrarrestar los efectos perniciosos de un estrés prolongado, pues ralentiza las funciones corporales y aminora el efecto de las hormonas del estrés; como consecuencia del masaje, la respiración se estabiliza y los músculos se relajan, impidiendo así que más adrenalina y cortisol se secreten en la sangre y, a la vez, obligando a la piel y a los órganos principales a aumentar la circulación y el drenaje linfático en todo el cuerpo.

Recesos y bienestar general

Una de las principales ventajas que tiene el masaje es el tiempo que brinda para relajarse y reflexionar, alejado de las presiones de la vida cotidiana. Un ambiente pacífico y sosegado da la oportunidad de distraerse y "recargar las pilas". El masaje, además de calmar nuestro espíritu, nos ayuda a restablecer el vínculo entre el cuerpo y la mente que tan seguido se pierde en el ajetreo de la vida. Así pues, el lado físico y el emocional pueden colaborar para combatir los problemas venideros.

La sensación de contacto físico estimula la liberación de las endorfinas en el cerebro. Estas sustancias mejoran el estado de ánimo y la autoestima, ayudan a calmar el dolor y desvanecen los efectos del estrés, lo cual permite el funcionamiento normal del sistema inmunológico y los órganos principales. El masaje ayuda a su cuerpo a recordar lo agradable que es tomarse un tiempo para sí mismo y ayuda a reducir la presión arterial y el estrés, así como a normalizar la respiración.

El sistema nervioso controla la tensión en todo el organismo. Por esta razón las tensiones no físicas, como el estrés, pueden conducir a la aparición de síntomas físicos como problemas de digestión o dolores de cabeza. El masaje incentiva a los nervios a reducir la tensión, permitiendo así a los demás sistemas del cuerpo recibir la información positiva.

Preparación
para el masaje

El masaje es una terapia completamente natural que se practica en cualquier lugar, a cualquier hora y sin equipo especializado. Pero puesto que el masaje no sólo atañe al cuerpo, sino también al alma, y tomando en cuenta que todo lo que nos rodea es importante para nosotros, es fundamental crear el mejor ambiente posible antes de comenzar.

Este capítulo aclara ciertos puntos técnicos relevantes, como los accesorios del masaje, aceites de aromaterapia adecuados por sus propiedades y la mejor manera de usar las toallas para calentar, cubrir y reconfortar a la persona que va a recibir el masaje. Asimismo se explica la manera de cómo crear un ambiente que proporcione una experiencia sensorial absoluta.

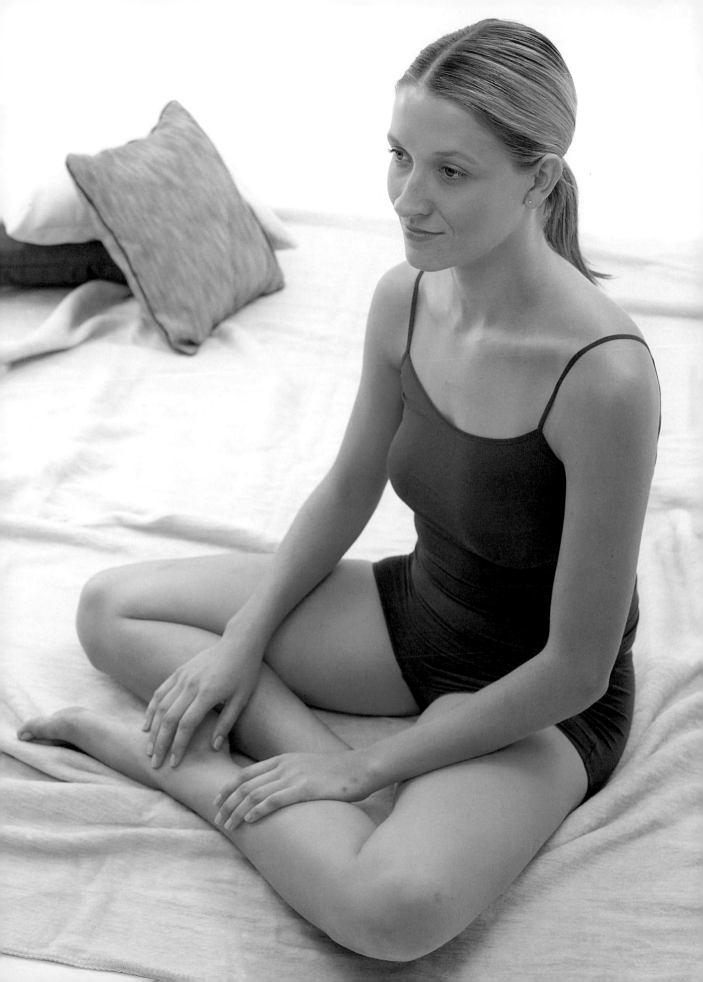

Accesorios del masaje

Con el fin de dar un masaje apropiado, asegúrese de que sus manos puedan deslizarse por la piel ejerciendo la presión adecuada. Para este propósito, se utilizan ciertos medios que reducen la resistencia y lubrican la superficie de la piel. Se debe considerar que la piel de las personas varía en la capacidad para absorber el aceite, la loción y otras sustancias, por lo que sería buena idea contar con una variedad de ellas. Puesto que se trata de una preferencia personal, intente el masaje con diferentes aceites y lociones para seleccionar el que más le guste a usted y a la persona que vaya a recibir el masaje.

Lociones

Las lociones para el masaje corporal son una combinación de aceite y crema. Por esta razón son apropiadas para el masaje, puesto que no se absorben muy rápido en la piel y no necesitan aplicarse en abundancia. Además, las lociones cuidan las manos del propio masajista al mantenerlas humectadas. Las lociones para masaje difieren de las lociones corporales normales (que no contienen aceite), así que duran más en la piel y son más adecuadas para la masoterapia. Tome en cuenta que algunas de ellas contienen lanolina que produce reacción alérgica en algunas personas; por eso muchos masajistas optan por lociones hipoalergénicas. Generalmente en el masaje terapéutico –que consiste en la combinación de movimientos suaves y profundos– se prefieren las lociones frente a otros medios.

Cremas

Si bien son perfectas para el masaje en regiones limitadas con movimientos ligeros, pues humectan la piel, las cremas contienen mucho aceite base que puede hacerlas resbaladizas en las áreas más extensas. Las cremas y cremas humectantes para manos y pies que contienen urea, sustancia que no se absorbe tan rápido como otros componentes, son especialmente buenas.

Talco

El talco permite un contacto prolongado con un mínimo de movimientos y conserva la fricción natural con la superficie de la piel. Con el talco, el masajista puede tener un contacto más profundo para los trabajos correccionales y de fricción; además, este polvo es un excelente sustituto para los pacientes alérgicos a los aceites, cremas y lociones. Muchos profesionales optan por el talco para concentrarse en áreas específicas, mas no para el masaje general.

Aceites

La piel no absorbe muy bien los aceites, por lo que éstos son apropiados para el contacto ligero, sobre todo si se da masaje a niños, personas de edad avanzada o personas que desean evitar el contacto profundo. Entre menos aceite se aplica, más ligero es el contacto y viceversa; sin embargo, siempre hay que tener en cuenta que la superficie de la piel nunca debe estar demasiado resbalosa, ya que esto puede provocar que se pierda el control de los movimientos. El grado de absorción varía de aceite en aceite, pero las sustancias comúnmente disponibles en las tiendas son los aceites ligeros, excelentes para un masaje suave y relajante.

Aceites para aromaterapia

Los aceites esenciales pueden combinarse con una sustancia que se usa como vehículo, como el aceite de almendra, con el fin de mejorar las cualidades terapéuticas del masaje.

Advertencia: Puesto que los aceites esenciales son sustancias fuertes y pueden ser nocivos si se emplean incorrectamente, siempre siga las instrucciones del fabricante. Compre los aceites en las tiendas de confianza y dilúyalos en proporciones correctas. A excepción de la lavanda y el té de árbol, ningún aceite esencial se debe aplicar directamente sobre la piel sin diluir. Los aceites no se deben ingerir ni aplicar en los ojos o labios. Evite el uso de los aceites esenciales durante el embarazo, en especial durante las primeras 12 semanas. Consulte a un médico capacitado antes de utilizar los aceites con niños o adultos de edad avanzada. Las mezclas ya preparadas se venden en muchas tiendas, pero comúnmente se usan los siguientes aceites esenciales:

Lavanda. Soporífero, tranquilizante y antidepresivo. Puede utilizarse para combatir dolores de cabeza, afecciones de la piel, estrías, presión arterial alta y baja, dolores musculares, reumatismo y artritis. Es excelente como vehículo en virtud de sus cualidades beneficiosas.

Pimienta negra. Aceite caliente, estimulante y tonificante. Se utiliza para combatir la rigidez y el cansancio en los músculos y las articulaciones, la mala circulación, así como la movilidad limitada. Puede ser irritante para algunos tipos de piel.

Manzanilla. Sedante, antidepresivo y soporífero. Puede utilizarse para combatir la presión arterial alta, los dolores y las molestias generales, así como la resequedad en la piel y los eccemas. Gracias a su suavidad, está aprobado para su uso en niños y personas de edad avanzada.

Mejorana. Es sedante, proporciona calor en las zonas que se van a masajear y estimula la circulación. Puede utilizarse para combatir el dolor y cansancio en los músculos, los dolores en las articulaciones y de cabeza, así como la artritis. No se recomiende emplear la mejorana en combinación con la salvia romana (nombre científico *Salvia sclarea*), ya que la mezcla resultante puede ser tóxica.

ABAJO: **Los aceites, las cremas y las lociones varían en consistencia y grado de absorción.**

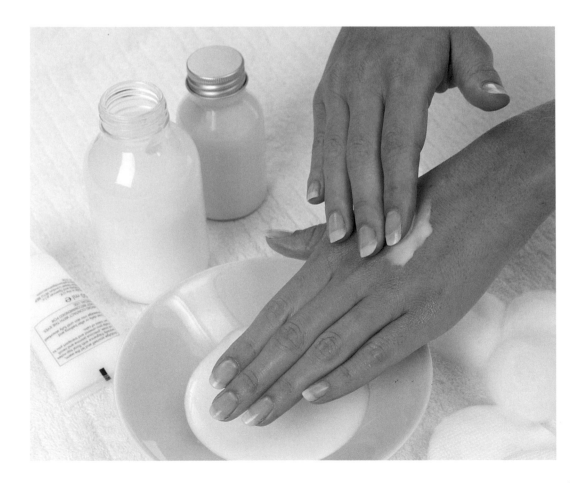

Naranja y toronja. Son antidepresivos y estimulantes, mejoran el estado de ánimo. Pueden utilizarse para combatir la depresión, el aletargamiento y la falta de motivación.

Bergamota. Es antidepresivo, mejora el estado de ánimo y permite alcanzar el equilibrio espiritual. Puede utilizarse para combatir la depresión, ansiedad y melancolía de invierno (en los países con clima frío). La bergamota es fototóxica, es decir, produce efecto nocivo cuando está en contacto con la luz solar, por lo que se debe evitar salir al sol o visitar solarios durante 12 horas después del masaje con esta sustancia.

Rosa. Es calmante, antidepresivo y tonifica el cuerpo en general. Puede utilizarse para combatir el insomnio y la resequedad de la piel.

Incienso. Estimula la mente y mejora el conocimiento de sí mismo. Puede utilizarse para meditar y mejorar la concentración y la reflexión sobre los actos propios.

Sándalo. Aumenta la autoconfianza, estimula el sistema inmunológico, es antiinflamatorio y sedante. Puede ayudar en caso de baja autoestima, dolores ciáticos y resequedad de la piel.

Té de árbol. Es antiviral, antiséptico, fungicida y estimula el sistema inmunológico. Puede facilitar los procesos curativos, reducir las hinchazones y combatir las infecciones.

Eucalipto. Es descongestionante y mejora la acción del sistema inmunológico. Puede ayudar a combatir la sinusitis, la tos, los resfriados y las infecciones en el pecho. El eucalipto puede producir eritema en algunos pacientes.

Romero. Mejora la memoria y estimula la actividad mental en general, cualidad que lo hace útil para prepararse para los exámenes, las presentaciones, los discursos, etcétera.

Contra el estrés: Pruebe la combinación de lavanda, bergamota y manzanilla.

Contra el dolor muscular: Pruebe la combinación de lavanda, pimienta negra y mejorana.

Contra la falta de energía: Pruebe la combinación de lavanda, romero y naranja o toronja.

Contra la depresión: Pruebe la combinación de lavanda, eucalipto y menta.

Si usted está usando aceites esenciales en el masaje, no se recomienda tener quemadores de aceite o dispersores, velas aromáticas o perfumes en la misma habitación, puesto que las sustancias pueden interactuar. Asimismo, no combine más de tres aromas en el mismo aceite vehículo. No utilice un aceite si no le agrada su aroma.

Toallas

Las toallas tienen varios propósitos: en primera, constituyen barreras, con las cuales el paciente conoce las limitaciones físicas del masaje, impuestas por la toalla; lo anterior es necesario para que el paciente se relaje por completo. En segunda, las toallas protegen el cuerpo del frío, lo cual es importante pues la presión arterial baja durante el masaje, al igual que la temperatura del cuerpo. Por último, las toallas comunican la sensación de confort y seguridad a la persona que recibe el masaje.

Es necesario cubrir todas las partes del cuerpo que no va a masajear con toallas pequeñas que se traslapen, de modo que cada una de ellas cubra una región del cuerpo por separado. Este método facilita el masaje en comparación con el uso de una sola toalla grande, ya que el masajista puede cambiar la posición del cuerpo o el área que se está manipulando con mayor facilidad.

Por lo general, se acostumbra poner las toallas extendidas y meter la orilla (abarcando dos o cuatro centímetros) debajo de la ropa, o bien debajo de otra toalla. Para las áreas más grandes como la espalda o el abdomen, la toalla se extiende en la parte inferior del cuerpo; para piernas y brazos, a menudo

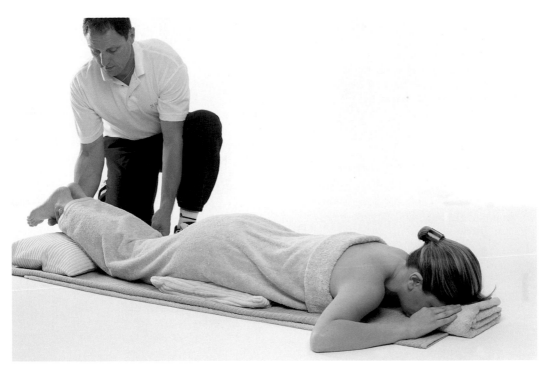

resulta más cómodo poner la toalla en un ángulo con respecto a la línea del pliegue.

Qué se necesita:
- 2 toallas de baño para cubrir el cuerpo
- 2 toallas de mano para áreas específicas

Las toallas deben estar limpias y secas. Dado que algunas personas son alérgicas a ciertos detergentes y suavizantes, recomendamos emplear un detergente no biodegradable. Para mayor comodidad del paciente, caliente las toallas en un radiador o en la secadora antes de usarlas.

Masaje con la ropa puesta
Si necesita dar masaje a través de la ropa puesta, puede utilizar las técnicas de compresión o estiramiento, o dar movimientos cortos circulares, pero tendrá que evitar los movimientos deslizantes o profundos porque la ropa causa fricción, limita el movimiento e impide tener un buen contacto con los músculos.

El ambiente idóneo
Una de las principales finalidades del masaje consiste en proporcionar confort y

ARRIBA: **Escoja una posición correcta para el cuerpo para elevar la calidad del masaje. Coloque cojines o toallas dobladas debajo de los pies, la pelvis y la frente de la persona que va a masajear para darle confort y protección durante la sesión del masaje.**

relajamiento, de manera que toda persona que se encuentre en la habitación debe corresponder a esta meta. Para crear un ambiente de tranquilidad, baje la iluminación fuerte y perfume la habitación con el aroma, incienso o aceite aromaterapéutico de su preferencia. Asegúrese de que la persona que va a recibir el masaje se sienta relajada y cómoda; también verifique que no tenga frío ni calor, pues a veces las toallas pueden calentar demasiado el cuerpo. No deje de preguntar de vez en cuando a la persona que está masajeando si se siente a gusto. Asegúrese de que no lo interrumpan durante la sesión.

Si de esta manera logra estimular todos los sentidos del paciente, los beneficiosos efectos terapéuticos del masaje no tardarán en reflejarse en el cuerpo y el alma de la persona que está masajeando.

Qué se necesita:

- Muchas toallas secas y calientes para cubrir las áreas que se van a masajear, mantener el cuerpo caliente y cómodo, así como preservar el pudor del paciente.

- Los medios de lubricación –aceite, loción, crema o talco– de su elección, que son especialmente importantes en la espalda debido a las zonas extensas de piel.

- Manos limpias y ropa suave y holgada para sentirse cómodo y poder moverse libremente durante el masaje.

- Cojines o almohadas suaves para apoyar las áreas del cuerpo y darle la posición óptima para el masaje.

- Una cobija o toalla gruesa si está acostado en el piso duro.

- Un espejo si desea controlar su posición.

- Un vaso de agua por persona.

- Un letrero que diga "Favor de no interrumpir" del otro lado de la puerta si cree que alguien puede entrar en la habitación durante el masaje.

Consejos para el masajista:

- Vaya al baño antes del masaje para no tener que salir durante la sesión.

- Baje las luces para evitar la vista cansada y crear un ambiente adecuado. Puede prender velas si busca una fuente de luz tranquilizadora.

- Prenda la calefacción para calentar el aire y evitar corrientes.

- Apague el teléfono y otras fuentes potenciales de distracción; ponga música tranquila, relajante y atmosférica.

- Lávese las manos con un jabón con un aroma suave y no olvide calentarlas.

- Antes de comenzar, concéntrese por completo, entrando en un estado de ánimo tranquilo y enfocado en el masaje para asegurar un compromiso total.

Consejos para el paciente:

- Lleve puesta ropa cómoda y holgada.

- Quítese las pulseras, anillos, maquillaje, lentes de contacto y lentes normales.

- Adopte una posición cómoda y esté atento a las sensaciones de su cuerpo.

NOTAS

- Unte un poco de la sustancia que va a aplicar en la persona que va a masajear para asegurarse de que el paciente no presenta reacciones alérgicas a los aceites, cremas y lociones. Lea cuidadosamente las precauciones para evitar las reacciones adversas. Si no está seguro, puede aplicar un poco de crema en la parte interior del brazo 24 horas antes del masaje y ver la reacción de la persona.

- Revise la lista de contraindicaciones para el masaje en las páginas 12-14 y consulte a un médico si no está seguro.

- La persona que reciba el masaje debe dejar pasar al menos una hora después de comer o hacer ejercicio. Además, antes del masaje debe evitar consumir estimulantes, como cafeína que se encuentra en té, café, chocolate y bebidas refrescantes.

- Debe gozar de buena salud, puesto que va a tener contacto cercano con otra persona y puede contagiarla durante el masaje.

- Cubra las cortaduras y los rasguños que pudiera tener en las manos.

Consejo para despejar la mente

Deje las preocupaciones e inquietudes en la puerta del cuarto de masaje y concéntrese en la sesión. Si esto le parece demasiado difícil, puede apuntar todo lo que le angustia en una libreta y dejarla afuera del cuarto. Tampoco es bueno preocuparse por el tiempo que pasa haciendo o recibiendo el masaje: considérelo como un regalo para usted mismo.

Contacto personal

Dedique unos minutos para platicar con la persona que va a recibir el masaje o con el masajista acerca de sus expectativas del masaje y de sus reacciones al tratamiento en las sesiones anteriores. ¿Ha tenido la persona que se ha sometidos a masajes experiencias negativas o alarmantes en cuanto a éstos? ¿Ha mostrado reacciones extrañas, ha tenido náuseas? ¿Se ha sentido mareada? ¿Se ha emocionado después del tratamiento? ¿Ha tenido reacciones alérgicas a los aceites, cremas o lociones? Averigüe si alguno de los dos tiene preocupaciones que merecen la pena expresar. Tomarse un tiempo para hablar abiertamente refuerza el vínculo entre la persona que recibe el masaje y el masajista y les permite preparar el terreno para ahuyentar las preocupaciones y los problemas antes de comenzar la sesión.

ABAJO: **Puesto que el masaje implica un toque de carácter íntimo, es recomendable platicar antes para sentirse a gusto en compañía de la otra persona.**

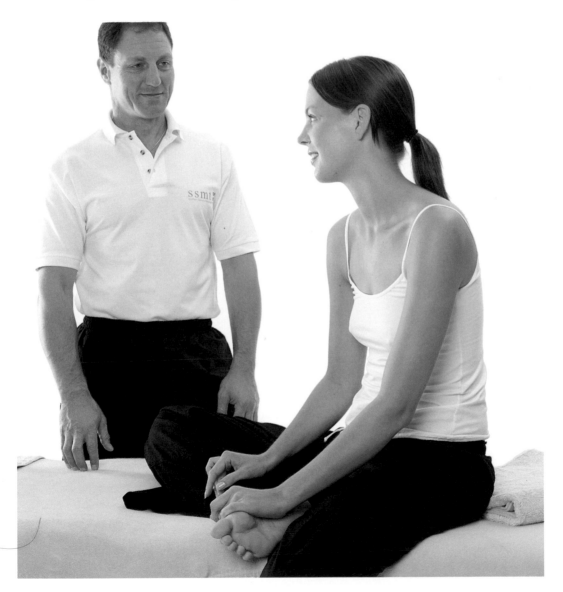

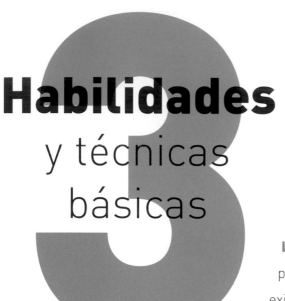

Habilidades
y técnicas
básicas

Los terapeutas profesionales pasan años perfeccionando las técnicas del masaje, pero existen algunos consejos y conocimientos básicos que se pueden comprender rápidamente. Aprender a masajear no es una tarea sencilla a menos que se sepa la manera apropiada para dar masajes, lo que implica incorporar todo el cuerpo para ahuyentar el estrés y la tensión, y facilitar la convalecencia mediante movimientos fuertes y fluidos.

En este capítulo se explica la posición apropiada del masajista y de la persona que va a recibir el masaje para sacar el máximo provecho y poder hacer movimientos controlados y suaves. Se aclaran las técnicas como *effleurage* (rozamiento), *petrissage* (amasamiento) y liberación del tejido blando, los componentes básicos de un masaje profesional.

Las posiciones que encontrará en este libro están diseñadas de modo que las puede elegir y combinar para centrarse en un área específica; igualmente, puede seguirlas en una serie para un masaje completo e integral. Si no se proporciona una posición inicial, continúe a partir de la técnica anterior. El masaje es un tratamiento que requiere el uso de la intuición; la comprensión de las técnicas básicas le permitirá aprender a seguir su instinto.

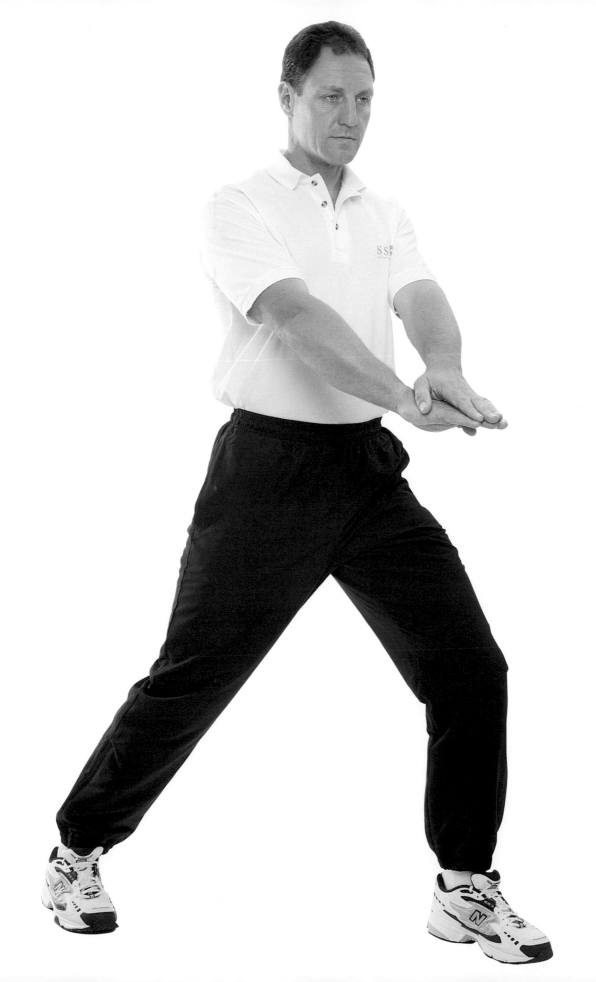

La posición correcta

Los masajistas profesionales utilizan camas que se pueden regular y transportar con el fin de mantener el cuerpo en una posición neutral durante el masaje. Para mostrar la postura y la técnica ideales para el masaje, los procedimientos aquí descritos presuponen la posición correcta del cuerpo sobre una cama para masaje.

Si desea sacar el mayor provecho del masaje, el cuerpo de la persona que va a recibirlo debe estar completamente relajado, esto es, ningún músculo puede estar tenso, la columna vertebral y el esqueleto deben estar apoyados y no estirados, la cabeza y la cadera, derechos. Se destacan dos maneras para crear una buena postura cuando se está acostado: en el piso y en la cama.

El piso
El piso generalmente constituye la mejor posición para un masaje casero debido a su

ABAJO: **La espalda del masajista está enderezada; sus brazos están firmes.**

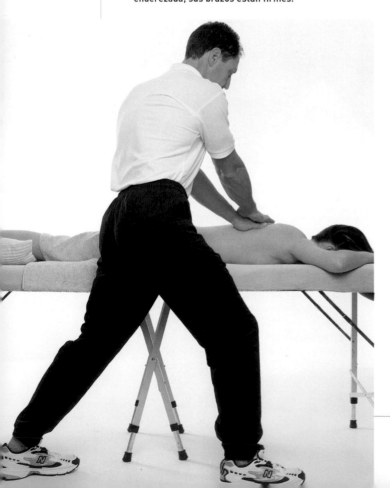

superficie firme contra la cual el masajista puede presionar (ponga toallas o mantas suaves para que el paciente se sienta más cómodo).

Cuando el paciente está recostado en el piso boca arriba, es necesario poner una almohada o un cojín debajo de las rodillas para disminuir la presión en la espalda baja; además, se extiende una toalla delgada debajo de la cabeza y de la espalda baja para darle mayor comodidad al paciente. Cuando la persona que recibe el masaje está acostada boca abajo, una almohada o cojín se ponen debajo de la cadera para levantar la espalda baja, mientras que la otra se coloca debajo de los pies para mantener las rodillas dobladas (ver página 21). La cabeza debe estar en posición derecha (viendo hacia el piso) y no retorcida; la frente yace en las manos o en una almohada. Los brazos deben estar doblados a la altura de los codos y, si la frente no está apoya en las manos, deben posicionarse a los lados de la cabeza.

Advertencia: En el masaje siempre es sumamente importante que el cuello no esté torcido y asuma una posición natural. La cabeza debe estar directamente sobre el nivel de la columna; el cuello extendido en una posición cómoda.

El masajista se debe poner de rodillas ante el cuerpo (puede emplear una almohada, toalla o cojín para mayor comodidad) para asumir la posición correcta y con el peso de su cuerpo realiza las técnicas. Si se masajea la cabeza o los pies, el terapeuta puede sentarse con las piernas cruzadas.

Si estar hincado resulta difícil o incómodo, es necesario posicionar a la persona que se va a masajear en un nivel más alto, por ejemplo, en la superficie de una mesa de comedor lo suficientemente fuerte como para aguantar el peso del paciente, el cual se coloca de igual manera que en el piso.

La cama
Las camas no son tan buenas para el masaje, pues su superficie es suave y en vez de apoyar

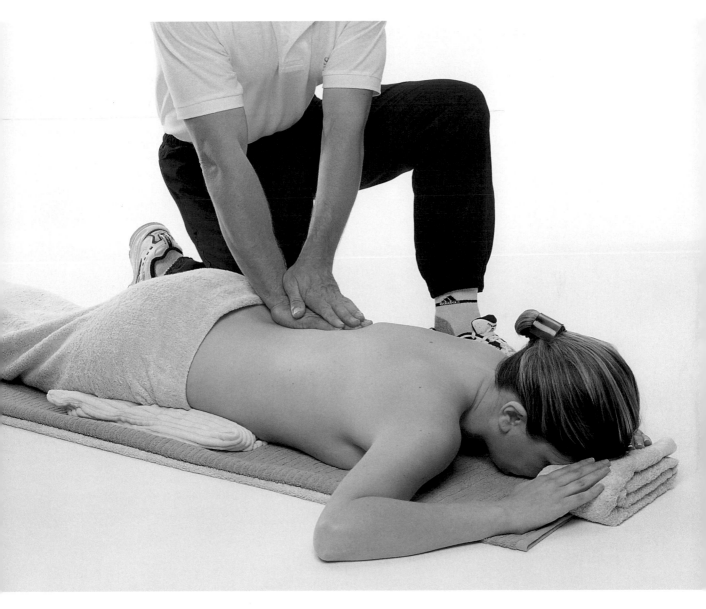

el cuerpo va a moverse con éste. La posición es igual que en el piso, con la excepción de que hay que tener mucho cuidado para que el cuello esté enderezado. Para empezar el masaje, póngase en uno de los costados de la cama en vez de sentarse en ella o ponerse de rodillas. Si la cama es matrimonial, dé masaje a un costado del cuerpo y después pase al otro lado de la cama para continuar la terapia.

La masoterapia implica en primer lugar estar cómodo, tanto para la persona que va a recibir

ARRIBA: **Si el masajista está hincado, su postura es igual que cuando está parado; la espalda y los antebrazos están firmes.**

el masaje como para el masajista. La sensación de incomodidad o dolor provoca que se pierda el efecto terapéutico e incluso puede causar lesiones o esguinces. Merece la pena tomarse un tiempo para crear el ambiente apropiado y encontrar posiciones cómodas.

Técnicas

Lo importante en el masaje no es tener fuerza en los brazos, muñecas, manos o dedos, sino el peso corporal. Al igual que los profesionales de las artes de equilibrio asiáticas, como el *tai chi*, los masajistas emplean el peso de su propio cuerpo creando movimiento hacia atrás, adelante y de lado a lado con la cadera. Si observa el trabajo de un masoterapeuta profesional, verá que su espalda está derecha, mientras que los hombros y brazos están firmes frente a su cuerpo.

Una técnica correcta es importante no sólo porque ayuda a dar un buen masaje y permite controlar la presión que se ejerce sin cansarse, sino también porque permite evitar lesiones y esguinces, además proporciona la manera de relajarse y disfrutar de un masaje, tanto para el terapeuta como para la persona que recibe el masaje. Un masajista con buena postura tiene menos trabajo, puesto que sus movimientos por sí mismos son suaves, fuertes y naturales.

Para darle mayor comodidad a la persona que va a recibir el masaje y mantener un ritmo controlado en todas las técnicas, trate de no apartar las manos de la piel durante el trabajo. Los profesionales del masaje no lo hacen nunca, a menos que requieran agregar más aceite o loción, cambiar la posición o reubicar las toallas. Este contacto continuo es de suma importancia para crear y mantener el vínculo entre el terapeuta y la persona masajeada que fomenta la sensación de tranquilidad y permite enfocarse en el masaje.

En todo momento durante la sesión, no deje de estar al pendiente de sus movimientos. Asimismo, esté atento por si el paciente hace gestos de dolor, se contrae o se mueve, lo cual será un indicio para usted de que el masaje está causando molestia o incluso dolor.

Ejercicios para mantener el equilibrio

Para acostumbrarse a utilizar el peso de su cuerpo y mantener el equilibrio, estire los brazos de modo que formen un círculo con las manos unidas, y mueva la cadera procurando que las manos se muevan sin mover los brazos. Una vez que domine este ejercicio, aparte más los pies y, con un movimiento suave hacia adelante, transporte el peso del cuerpo de una pierna a otra sin mover los brazos ni hombros y manteniendo la espalda recta. Si siente que no puede hacerlo enderezado, doble las rodillas o acérquese más al área de masaje para poder realizar correctamente la técnica.

NOTAS

- Para la comodidad de la persona que recibe el masaje, todas las técnicas requieren que el masajista tenga las uñas cortas y que sus manos estén libres de callosidades y áreas ásperas. Asimismo, no debe llevar puestas alhajas en las manos ni muñecas y usar playeras de manga corta o arremangar la manga larga.

- Puesto que la mano del terapeuta siempre debe seguir el contorno del cuerpo, en algunas áreas (como el antebrazo o la espinilla) es mejor aplicar el reverso de la mano para que encaje la curva natural.

- El dolor en dedos, manos, muñecas o brazos indica que probablemente los esté usando de forma directa en vez de usar su peso corporal para ejercer presión. Para evitar este problema, trate de moverse sobre los pies usando la cadera para balancearse, mientras se mantienen los hombros y brazos en la misma posición sin doblarlos. Si utiliza su peso corporal en vez de los músculos, el masaje no le parecerá tan pesado.

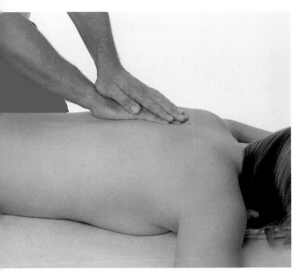

▲ Técnica 1: Rozamiento

El rozamiento, también conocido como masaje profundo, es excelente para mejorar el flujo de la sangre, la linfa y otros fluidos corporales, calentar los grupos de músculos y estimular la circulación. La técnica se utiliza del siguiente modo: con la palma, la parte exterior o la base de la mano presione sobre la piel y los tejidos que están detrás. Este movimiento puede hacerse con una o dos manos y debe comenzar lentamente, reforzándose a mitad del movimiento y disminuyendo hacia el final. Asimismo, debe ser lo suficientemente fuerte como para hacer que la piel enrojezca y se caliente. Generalmente se debe comenzar el masaje con esta técnica para calentar el área que se va a trabajar.

1 Coloque una mano extendida con la palma hacia abajo, con los dedos apuntando hacia al frente.
2 Cubra una mano con la otra.
3 Coloque con firmeza las muñecas y los codos.
4 Con el peso corporal, empiece a moverse lentamente hacia delante.
5 No encorve la espalda: el movimiento debe provenir de las rodillas y la cadera.
6 Haga tres o cuatro movimientos ligeros, seguidos de uno más prolongado.
7 Para las áreas más extensas utilice la técnica de estocada: ponga un pie más adelante y lleve el peso hacia delante.

▼ Técnica 2: Rozamiento profundo

Esta técnica es similar al rozamiento con la excepción de que el masajista usa los pulgares, lo cual permite una penetración más profunda en los tejidos corporales. En esencia, el movimiento es igual y consiste en transferir el peso corporal para ejercer presión. Adelante del pulgar debe formarse una pequeña "ola" de piel y las áreas que se están trabajando deben enrojecerse; el masaje debe ser profundo, mas no causar dolor.

1 Coloque una mano extendida con la palma hacia abajo, con el pulgar apartado.
2 Coloque el otro pulgar sobre el primero si masajea áreas reducidas, como los brazos; en las áreas más extensas, como la espalda o los muslos, puede poner la base de la mano sobre el pulgar.
3 Coloque con firmeza los pulgares, las muñecas y los codos.
4 Presione con los pulgares utilizando el peso corporal.

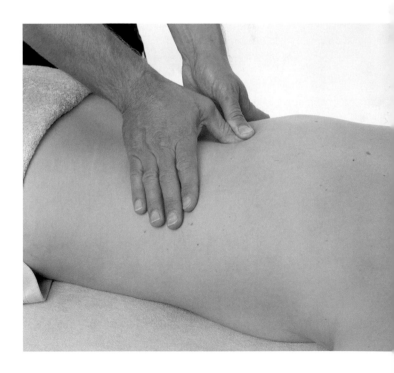

▼ Técnica 3: Amasamiento

En el amasamiento se emplean ambas manos con movimientos en direcciones opuestas para aliviar las áreas problemáticas, estimular la circulación y trabajar profundamente los músculos (ver p. 93 para una explicación detallada de esta técnica).

1   Coloque ambas manos una al lado de otra y con las palmas hacia abajo, poniendo firmes los pulgares, las muñecas y los codos.
2   Mueva la cadera a la derecha y hacia delante, de modo que el pulgar derecho también se mueva en la misma dirección.
3   Al mismo tiempo, empiece a mover hacia atrás los dedos de la mano izquierda hasta que se topen y se deslicen por encima del pulgar derecho.
4   Mueva la cadera a la izquierda, de modo que el pulgar izquierdo se mueva a la izquierda y empiece a mover los dedos de la mano derecha hasta que se topen con la otra mano.
5   No aparte ambas manos de la piel.
6   Prosiga con los mismos movimientos, uniendo periódicamente el pulgar de una mano con los dedos de la otra, sin dejar de mover la cadera para transferir el peso.

7   Los hombros deben moverse en sintonía con la cadera.

▼ Técnica 4: Leva y eje

Leva y *eje* es una técnica de masaje muscular profundo para aliviar la tensión y masajear los tejidos. En ella, se emplean los nudillos de una mano (*la leva*) y la palma de la otra (el *eje*) que trabajan en conjunto para lograr un efecto de penetración profunda.

1   Cierre el puño de una mano e inserte el pulgar de la otra entre los dedos de la mano con la que formó el puño.
2   Después de colocar con firmeza las muñecas y los codos, use la mano extendida (el eje) como guía para el puño (la leva), que masajea el músculo con movimientos ligeros hacia delante.
3   Para aumentar la presión, apriete un poco más el puño y para disminuirla, afloje el puño.

Consejo: Nunca emplee este movimiento en los huesos; por ser una técnica de penetración profunda, puede causar daños en ellos.

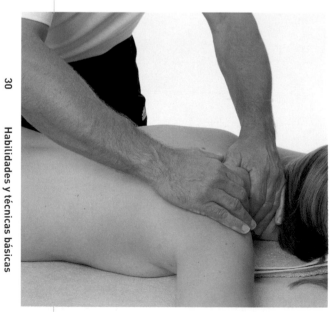

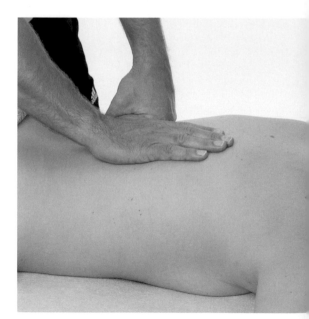

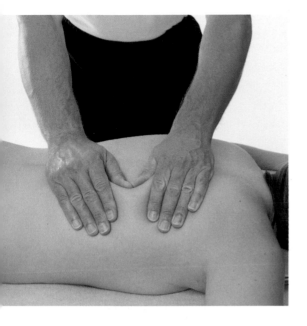

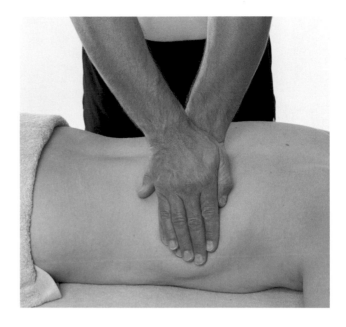

▲ Técnica 5: Levantamiento de piel

Esta técnica estimula la circulación en la piel al trabajar al mismo tiempo su superficie y sus capas más profundas, lo cual mejora el torrente sanguíneo, estimula el crecimiento y acelera los procesos de curación.

1. Coloque ambas manos con la palma hacia abajo sobre la piel, de modo que se forme un triángulo entre sus pulgares y los dedos.
2. Con el peso corporal, mueva los pulgares hacia delante de forma que empujen el triángulo formado hacia los dedos y levanten una ola de piel frente a ellos.
3. Siga moviendo los pulgares hasta tener entre los dedos y los pulgares un pliegue de piel; suéltelo y empiece a trabajar en la siguiente área.
4. Cree movimientos rítmicos al mover la cadera hacia delante y atrás.

▲ Técnica 6: Compresión

La compresión es una de las técnicas más sencillas y a la vez una de las más eficaces. La compresión alivia la tensión y estimula el flujo de sangre y linfa.

1. Coloque una mano sobre la piel con los dedos levantados y la base de la mano preparada para presionar.
2. Coloque la otra mano sobre la base de la mano de contacto, manteniendo los dedos relajados.
3. Con el peso corporal, ejerza presión sobre el área durante por lo menos tres segundos; después, disminuya lentamente la presión.
4. Cámbiese a otra área y rítmicamente mueva la cadera para subir y disminuir la presión.
5. No debe comprimir dos veces la misma área.

Consejo: Cuando hablamos de colocar con firmeza los brazos, nos referimos a que deben estar firmes pero relajados; el masajista los mueve con el peso de su cuerpo y no con los músculos.

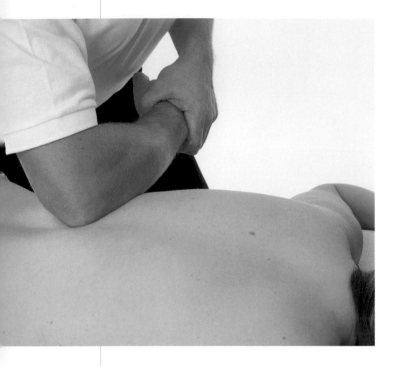

Ésta es una técnica especializada para estirar las fibras musculares, que utiliza el pulgar para ejercer presión en el músculo y la otra mano para extender los tejidos.

1   Relaje el músculo: en la fotografía el brazo está doblado a la altura del codo y la mano está apoyada, así que el músculo no está ejerciendo presión.
2   Presione el pulgar directamente en el centro del brazo. Con el pulgar, estire el músculo relajado hacia arriba aproximadamente 1 centímetro. Este movimiento ayuda a estirar las fibras musculares.

▲ Uso de otras partes del cuerpo

En ocasiones, a las manos y a los pulgares les puede faltar fuerza para ejercer la presión necesaria. En este caso, se pueden usar los codos para una penetración más profunda.

1   Inclínese de modo que el codo quede directamente debajo del hombro.
2   Ponga un pie adelante y recargue el peso en él sin mover el codo.
3   No olvide que si bien el codo permite una penetración más profunda, la sensación se pierde: en consecuencia, es importante retroceder de vez en cuando para después sentir el músculo con las manos.
4   También puede realizar la técnica con el antebrazo, el cual ejerce una presión más dispersa y, por consiguiente, más superficial. La técnica es igual que con el codo: se coloca todo el antebrazo en el área y se sujeta la muñeca con la otra mano para estabilizar la postura.

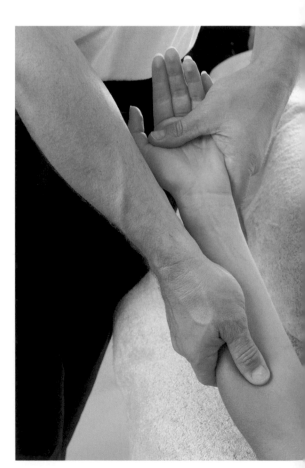

3 Ahora, sin mover el pulgar, mueva lentamente la muñeca hacia abajo hasta enderezar el codo. El pulgar estira el músculo que está debajo cuando ejerce presión.

4 De igual manera, trabaje el resto del músculo: repita el procedimiento tres o cuatro veces, pero no olvide trabajar diferentes áreas hasta cubrir toda la extensión del brazo o cualquier otra parte que esté trabajando.

5 No repita la técnica en la misma zona.

▼ Técnica 8: Estiramiento y deslizamiento

Esta técnica combina los movimientos largos del rozamiento con una técnica de estiramiento. Se realiza con dirección al masajista para mantener el control.

1 Colóquese de un lado del cuerpo y sus manos del otro lado.

2 Forme una especie de gancho entreabierto con los dedos.

3 Doble las rodillas para llevar el peso hacia atrás; lentamente jale las manos hacia usted, estirando la piel y los tejidos que se encuentran debajo.

4 Al concluir el procedimiento, enderece las rodillas para terminar el movimiento sin perder el control.

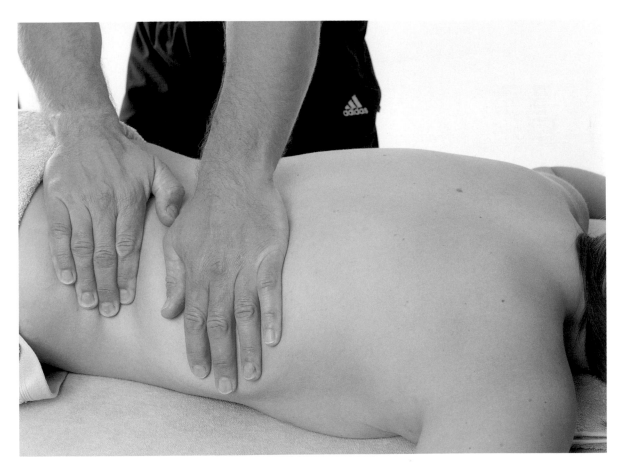

Masaje de
espalda, cuello
y hombros

De todas las áreas del cuerpo, la cabeza, el cuello y los hombros son los más propensos al estrés. Las actividades cotidianas dejan los músculos rígidos y los ojos, la mandíbula y el cuello, tensos. El masaje ayuda a aliviar la tensión y el estrés, a estimular la circulación, a restablecer la flexibilidad y a impedir la rigidez, el dolor, las lesiones y los traumas.

La serie de procedimientos que sigue a continuación, le muestra la manera de cómo dar un masaje total a la espalda, al cuello y a los hombros en un costado del cuerpo. Para llevar a cabo una sesión completa de masaje, realice todas las técnicas en ambos lados del cuerpo: puede poner en práctica los consejos en los dos lados o concentrarse en uno solo.

Los ejercicios de todo el libro para la espalda, el cuello y los hombros no deben de tomar más de 40 minutos si se llevan a cabo al pie de la letra; sin embargo, las técnicas se pueden alterar o personalizar, deteniéndose en métodos específicos o incluso omitiendo algunos procedimientos. En cualquier caso, el masaje siempre ha de terminar con los pasos para el relajamiento de la espalda.

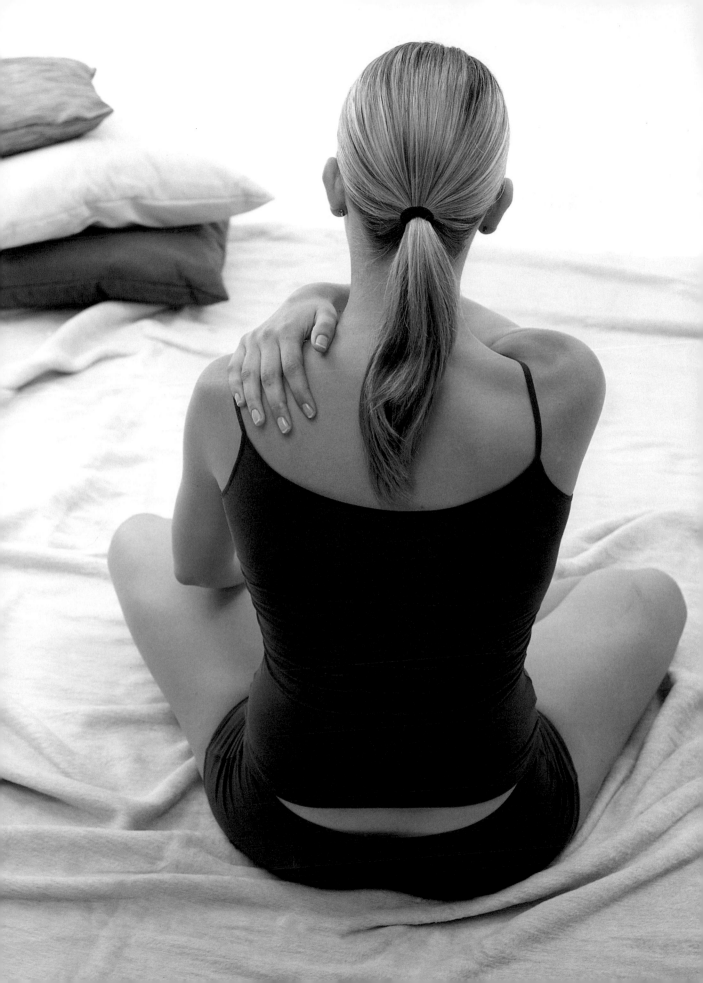

Anatomía básica

Para comprender la mejor manera de masajear la espalda, el cuello y los hombros, el masajista necesita conocer los conocimientos básicos de la anatomía humana. Esta parte está dedicada a los huesos y músculos pero recuerde que ninguna parte de nuestro cuerpo funciona aislada, de forma independiente.

Huesos de espalda, cuello y hombros

Los huesos de esta parte del esqueleto se articulan a una placa de hueso al nivel de la cadera que se denomina cintura pélvica y se encuentra en la parte superior de las piernas. Su función es proporcionar equilibrio y sostener el torso. La columna está compuesta de vértebras, huesos con un hueco en el centro que están "ensartadas" a un túnel que contiene la médula espinal y las arterias sanguíneas que proporcionan a las extremidades inferiores control nervioso, sangre y linfa, así como sensaciones.

La vértebra superior, que se une al occipucio en la base del cráneo, es la única articulación de la columna vertebral que no tiene libertad de movimiento. En conjunto, todas las vértebras forman una curva en forma de S que se tuerce a la altura de estómago y espalda baja y –en menor medida– al llegar al cuello. En esta posición, conocida como "neutra", la columna puede soportar su propio peso sin esfuerzo, tensión o actividad muscular. Durante el masaje, trabajamos en esta posición y procuramos mantenerla.

El equilibrio del cuerpo se sostiene gracias a las piernas. Trate de visualizar los huesos que están encima de la cintura pélvica, empezando con ella misma:

Cintura pélvica: Una placa ósea que va a lo ancho del cuerpo. Su función es mantener el equilibrio y sostener el torso.
Articulación sacroilíaca: Son cinco vértebras que se fusionan en la pubertad para formar una articulación que soporta el peso del cuerpo en la base de la columna.
Columna lumbar: Son cinco vértebras más grandes en la región lumbar que forman una

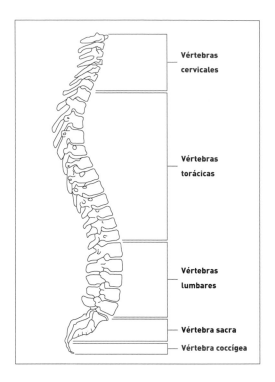

Vértebras cervicales

Vértebras torácicas

Vértebras lumbares

Vértebra sacra

Vértebra coccígea

ARRIBA: **La columna está formada por 24 vértebras móviles, separadas con discos de tejido blando.**

curva natural cuyo vértice apunta hacia la parte frontal del cuerpo (la curvatura lordótica).
Columna dorsal: Son doce vértebras que están articuladas con las costillas, formando así la parte torácica de la espalda. Están ligeramente encorvadas y el vértice apunta hacia la parte frontal del cuerpo (la curvatura cifótica).
Columna cervical: Son siete vértebras menos grandes que las demás en la curvatura lordótica, en la parte superior de la columna vertebral. Las primeras dos vértebras forman una articulación sobre la cual gira la cabeza.
Clavículas: Son dos huesos, ubicados en los costados del cuerpo, que proporcionan estabilidad y la posibilidad de movimiento a los hombros y, además, los articulan al hueso fijo y estable llamado esternón.
Escápulas u omóplatos: Son dos huesos del hombro que se articulan con el brazo y lo sostienen.

Las vértebras están separadas entre sí con discos fibrosos que hacen posible su movimiento y forman una especie de revestimiento que protege la espina dorsal de los golpes. En total, estos discos constituyen una tercera parte de la columna y aumentan su capacidad para soportar el peso. Para evitar lesiones, de ninguna manera dé masajes directamente en la columna. Las vértebras únicamente pueden servir de guía durante el masaje de los músculos a los lados de la columna dorsal. En particular, es necesario tener cuidado con las vértebras cervicales, más móviles y susceptibles a lesiones.

Músculos de la espalda, cuello y hombros

Los músculos que se hallan en esta región tienen tres funciones: dar estabilidad a la parte superior del tronco, el torso, mediante la columna; participar en el movimiento de la cabeza y el cuello; y por último, hacer girar los brazos.

Los principales músculos verticales de la espalda son los llamados músculos paraespinales que recorren los dos lados de la columna para dar apoyo al cuerpo. Dos músculos trapecios se encuentran en la parte superior de la espalda y estabilizan los omóplatos. Los músculos dorsales anchos, *latissimus dorsi*, empiezan en la espalda en el centro de la columna vertebral, envuelven la espalda y terminan a los lados de la caja torácica. A los dos lados de la espalda baja están los músculos oblicuos que se ocupan de mantener el tronco y abdomen en posición vertical. En el extremo inferior de la columna, los glúteos (músculos anchos) bajan hacia las nalgas y contornean la cadera. Su función consiste en estabilizar la cintura pélvica, la cual a su vez constituye un punto de equilibrio para todo el torso.

Sangre y suministro de sangre

Los principales vasos sanguíneos que abastecen la espalda, el cuello y los hombros, corren a lo largo de la columna vertebral. La arteria carótida, que lleva el oxígeno al cuello, a la cabeza y al cerebro, atraviesa por ambos lados del cuello, mientras que la vena yugular regresa la sangre al corazón. El cuello y la espalda son un elemento esencial del sistema nervioso, pues la médula espinal pasa a través de la espina dorsal.

ABAJO: **Los principales músculos de la espalda apoyan y estabilizan el cuerpo.**

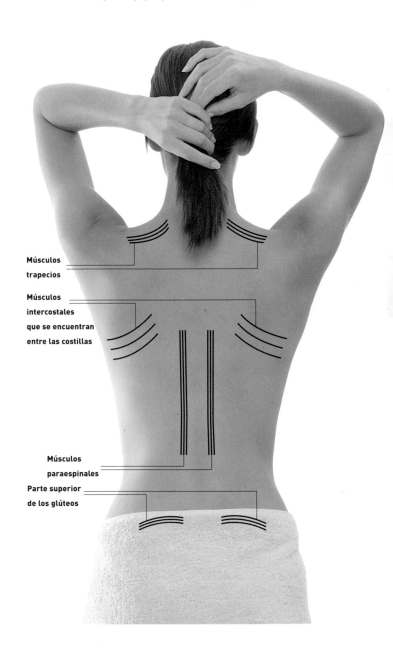

Músculos trapecios

Músculos intercostales que se encuentran entre las costillas

Músculos paraespinales

Parte superior de los glúteos

ANTES DE COMENZAR a realizar las técnicas en esta sección, asegúrese de que la persona que va a recibir el masaje esté acostada boca arriba. Si en la descripción de la técnica no aparece una posición específica, la persona que va a recibir el masaje debe seguir en la posición inicial de la técnica anterior.

Consejo: No olvide usar el peso de su propio cuerpo para ejercer la presión. Si le cuesta trabajo o no recuerda la manera de cómo hacerlo, revise las técnicas para practicar cómo equilibrar el peso corporal en la p. 28.

▼ Rozamiento clavicular

Para aliviar la tensión y el dolor en la parte frontal de los hombros.

1   Párese frente al hombro izquierdo de la persona que va a masajear.
2   Coloque los dos primeros dedos de la mano derecha en el centro del pecho, debajo de la clavícula, con los dedos apuntando hacia el hombro derecho.
3   Arriba, ponga los dedos índice y medio de la mano izquierda y lleve el peso hacia delante para que los dedos se deslicen a lo largo del hueso hasta llegar al hombro.
4   Hágase hacia atrás, arrastrando los dedos por la superficie de la piel sin presionar demasiado; repita varias veces en ambos lados.

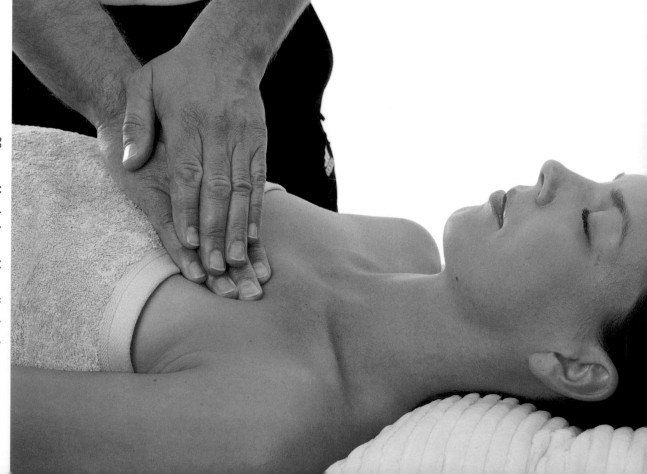

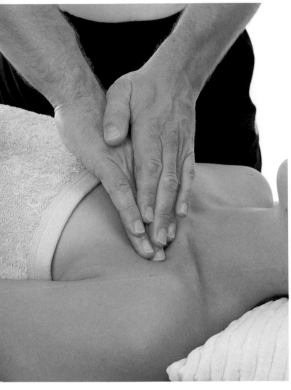

▼ Estiramiento del esternón y región clavicular del pecho

Para estirar los músculos del pecho, que se encuentran tensos a causa del estrés o la mala postura.

1 Colóquese del lado derecho viendo hacia el hombro.
2 Agarre la mano derecha de la persona que está recibiendo el masaje por la muñeca y levántela al nivel de su hombro, apuntando hacia el techo; no la suelte.
3 Ponga el pulpejo de la mano derecha a un lado del pecho y presione ligeramente, al mismo tiempo que baja la mano del paciente. No deje de presionar hasta que el codo esté a la altura del hombro.
4 Para estirar el pecho, levante la mano del paciente por la muñeca, agarrándola con ambas manos. Dé un paso hacia atrás y deje bajar la mano hasta que esté al nivel del hombro.

▲ Rozamiento del esternón

Para aliviar la tensión en el pecho.

1 Coloque cuatro dedos de la mano derecha al igual que en la técnica anterior; después, ponga la mano izquierda encima de los dedos, con la palma hacia abajo.
2 Empezando en el centro, trabaje con los cuatro dedos a lo largo de la línea de la clavícula; hacia el final del movimiento disminuya la presión y después vuelva a aumentarla.
3 Repita el masaje varias veces en ambos lados.

Rozamiento profundo del pecho (opcional)

Asuma la misma posición que en la técnica anterior, sólo que ahora debe de usar el pulgar de la mano derecha, cubierto con el pulgar de la izquierda. Haga masajes profundos a lo largo de todo lo ancho del pecho, desde el centro hacia el hombro.

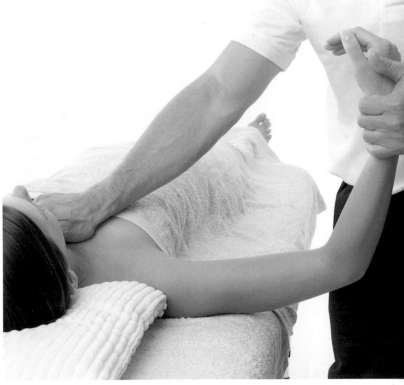

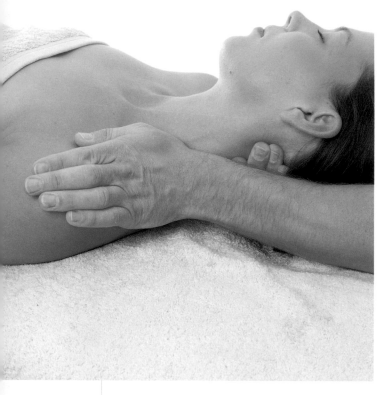

▼ Rozamiento transversal en el cuello

Para masajear mejor y más profundo los músculos del cuello.

1   Póngase en la misma posición que en la técnica anterior pero esta vez en lugar de utilizar la mano para realizar los movimientos a lo largo del cuello hágalos con el pulgar, moviéndolo con dirección descendente desde la parte frontal del cuello hacia la parte posterior.
2   Comience el movimiento en la base de la oreja y jale el pulgar hacia abajo por el costado del cuello; haga tres o cuatro movimientos paralelos para llegar a la base del cuello.

▲ Rozamiento del cuello con una mano

Para aliviar la tensión causada por el estrés y la mala postura en los costados del cuello.

1   Colóquese detrás de la cabeza del paciente viendo hacia su cuerpo.
2   Sostenga el cuello con la mano derecha, de modo que la cabeza esté apoyada cómodamente en su mano.
3   Jale los dedos hacia usted, inclinando la cabeza a la derecha para dejar libre el lado izquierdo del cuello.
4   Ponga la base de la mano izquierda en la parte superior del cuello y deslícela en dirección contraria de usted, hacia el hombro. Recuerde no mover en absoluto la mano derecha mientras sujeta la cabeza.

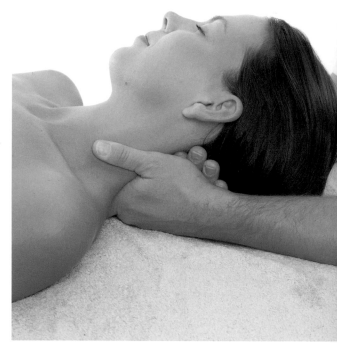

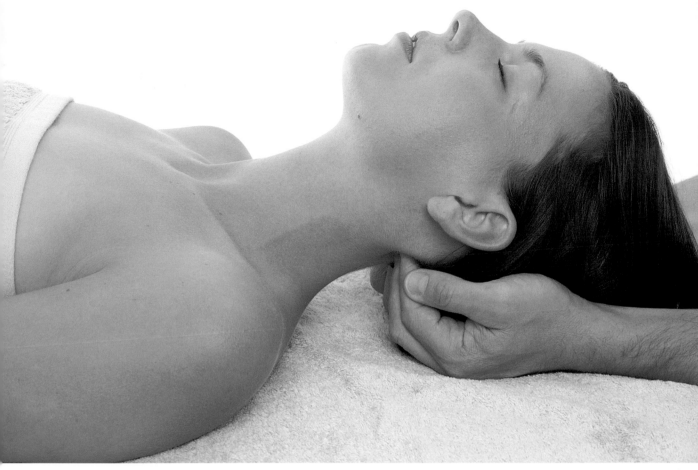

▲ Liberación de la presión en el occipucio

Para aliviar la presión, la tensión y el estrés en los músculos que se encuentran en la base del cráneo; dichos malestares pueden provocar dolores de cabeza, cuello y espalda.

1 Póngase detrás de la cabeza del paciente viendo hacia su cuerpo al igual que en la técnica anterior.
2 Ponga las manos cóncavas debajo de la cabeza, sosteniendo con ellas su peso. Los dedos deben estar en la base del cráneo, debajo de la protuberancia del hueso (el occipucio).
3 Con las puntas de los dedos realice ligeros movimientos circulares en la base del cráneo, procurando no ejercer demasiada presión.
4 Trabaje toda la parte posterior del cráneo desde su centro hacia la base de cada oreja y hacia atrás nuevamente.

ANTES DE LA SIGUIENTE TÉCNICA, pídale a la persona que está recibiendo el masaje que se ponga boca abajo para que el tratamiento se pueda llevar a cabo con el cuerpo recostado en decúbito prono.

Rozamiento profundo del occipucio

Para trabajar más el occipucio.

1 Póngase del lado izquierdo del cuello. La cabeza y el cuello deben estar enderezados.
2 Coloque el pulgar derecho en el centro del cuello, en el occipucio.
3 Utilizando los demás dedos de la mano para estabilizar el pulgar, dé un masaje a lo largo del hueso hacia la base de la oreja. Procure no presionar demasiado y, en caso de que la persona sienta dolor o cualquier molestia en los ojos o alrededor de ellos, deje de masajear inmediatamente.

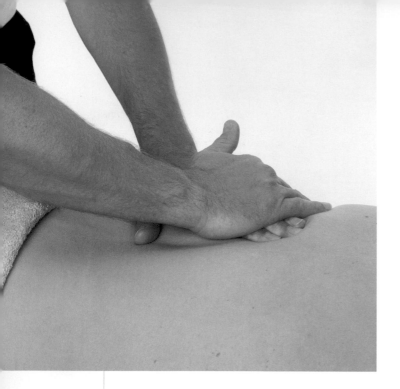

▼ Rozamiento de la columna con el pulgar

Para trabajar más profundo los músculos de la columna.

1 Coloque la mano derecha en la parte inferior de la columna, de tal manera que el pulgar forme un ángulo recto con los dedos. Ponga el pulgar al lado de la columna –mas no sobre ella– del lado más cercano a usted, de modo que los dedos apunten hacia arriba.

2 Coloque el pulgar izquierdo sobre el derecho y trabaje la espalda con dirección ascendente, presionando lo suficientemente fuerte como para levantar una "ola" de piel delante de los dedos.

3 En vez de hacer un movimiento prolongado que lo obligaría a doblar la espalda, haga tres o cuatro movimientos más cortos que cubran toda el área, de tal forma que los movimientos se traslapen. Para moverse hacia adelante, ponga un pie al frente y suavemente lleve el peso de su cuerpo hacia él.

4 No olvide rozar ligeramente la piel con las manos entre los movimientos para llevar el relajamiento al máximo.

▲ Rozamiento dorsal con cuatro dedos

Para aliviar la presión de la columna y relajarla antes de continuar con las técnicas más profundas.

1 Colóquese del lado izquierdo viendo hacia el hombro opuesto.

2 Coloque los dedos índice y medio de la mano izquierda al lado de la columna más cercano a usted, sobre la protuberancia del músculo que pasa junto a la espina dorsal (los músculos paraespinales).

3 Ponga encima de estos dedos la palma de la otra mano y trabaje los músculos paraespinales hacia la mitad de la espalda, presionando lo suficientemente fuerte como para levantar una "ola" de piel delante de los dedos.

4 De esta manera debe masajear hasta alcanzar la parte superior de la espalda, realizando tres movimientos que se traslapen: uno de la parte inferior hasta la mitad, después el otro de una cuarta parte de la distancia hasta tres cuartas partes y, por último, uno que vaya de la mitad hacia la parte superior, disminuyendo la presión hacia el hombro sin que la mano caiga por la parte frontal de éste.

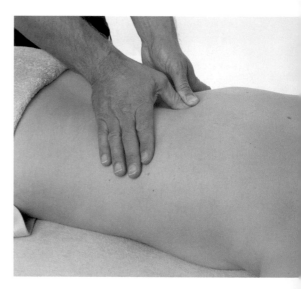

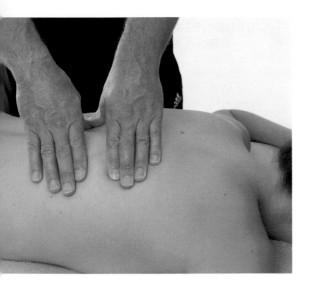

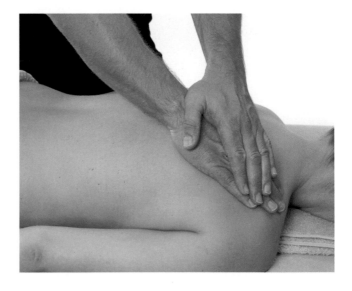

▲ Rozamiento transversal de la columna con el pulgar

Para estirar los músculos de la columna y disminuir la tensión ocasionada por mala postura.

1 Colóquese frente a la espalda baja.
2 Ponga el pulgar derecho del lado más cercano a usted en la parte inferior de la espalda (al lado de la columna y no directamente encima de ella).
3 Coloque el pulgar izquierdo encima del derecho y muévalos hacia usted, procurando que al final del movimiento los dedos permanezcan en la superficie de la espalda.
4 Ponga ambos pulgares a un lado de la columna unos 5 cm más arriba y repita la técnica.
5 De esta manera, trabaje toda la espalda aproximadamente cada 5 cm hasta llegar al omóplato.

Consejo: Si siente cansancio en los pulgares durante la técnica de rozamiento aquí descrita, asegúrese de mantenerlos firmes sin doblar la mano ni la muñeca. No olvide usar el peso de su cuerpo para ejercer la presión.

▼ Rozamiento circular del hombro

Para aliviar la presión y tensión que pueden acumularse en los hombros a causa del estrés y la mala postura.

1 Colóquese viendo hacia el hombro izquierdo.
2 Ponga la mano derecha con la palma hacia abajo y los dedos apuntando hacia la cabeza del lado de la columna que está más lejos de usted.
3 Ligeramente levante los dedos y deslice el pulpejo a lo largo de la columna hasta llegar al cuello.
4 Con movimientos circulares, mueva la mano hacia el hombro y termine el masaje justo antes de que el pulpejo llegue al extremo.

▼ Rozamiento desde la columna hacia el omóplato

Para aliviar la tensión en el área del omóplato.

1   Colóquese viendo hacia el hombro izquierdo.
2   Ponga el pulgar derecho en la nuca del lado que está más lejos de usted; encima coloque los otros cuatro dedos de la mano izquierda.
3   Utilizando los dedos de la mano derecha como guía, haga un movimiento recto con dirección descendente desde la base del cuello hacia la parte superior del hombro.
4   Desplace el pulgar al punto inicial, baje aproximadamente 2.5 cm y haga otro movimiento paralelo al primero.
5   Repita el movimiento con dirección descendente entre masaje y masaje y termine la técnica a la mitad del hombro.

Rozamiento desde el cuello hacia el omóplato

Para trabajar más profundamente los músculos relacionados con la postura, ubicados en los costados del cuello, con el fin de aliviar la tensión e incrementar la movilidad.

1   Colóquese del lado izquierdo del cuello, inclinando el cuerpo hacia los pies del paciente.
2   Coloque el pulgar derecho justo debajo del nacimiento del pelo del lado derecho.
3   Encima del pulgar derecho coloque el izquierdo y haga un movimiento ligero con dirección descendente hacia el hombro; termine el movimiento en el punto donde termina el omóplato.

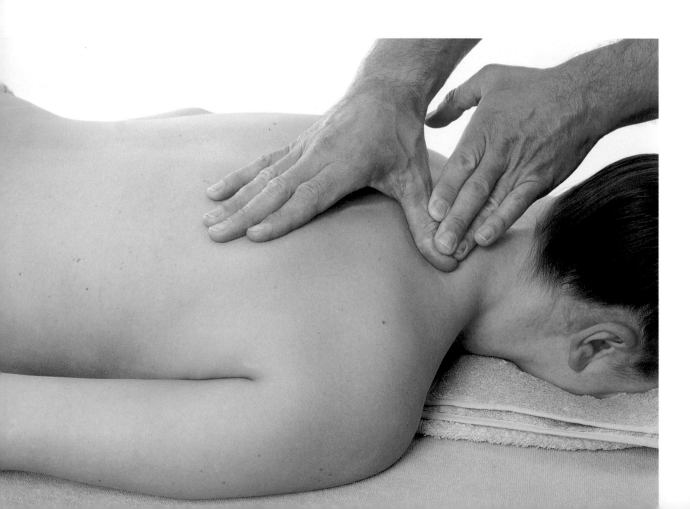

▼ Amasamiento del hombro

Para trabajar más profundamente los músculos relacionados con la postura, ubicados en la parte superior del cuello, con el fin de aliviar la tensión y desaparecer los nódulos en el músculo.

1   Párese del lado derecho del cuello con el cuerpo inclinado hacia la cabeza.
2   Inclínese hacia el otro lado del cuerpo de la persona que va a recibir el masaje; coloque su mano izquierda sobre el hombro derecho, y su mano derecha, en la parte inferior del hombro (en donde se forma una curvatura que lleva hacia el brazo).
3   Empiece a amasar el área con movimientos muy ligeros al principio: jale el pulgar izquierdo hacia los dedos de la mano derecha y viceversa.

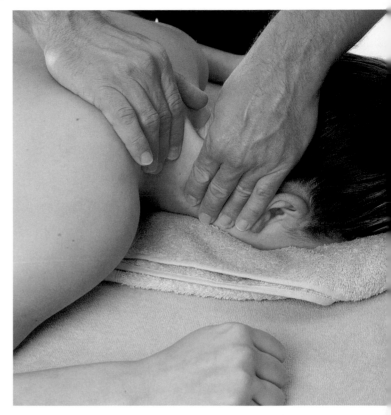

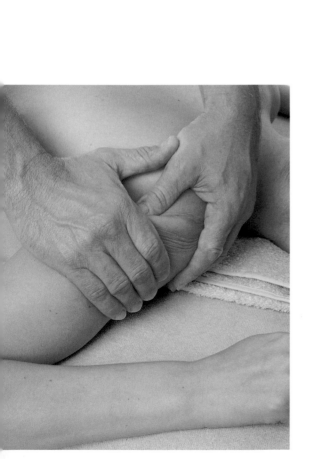

▲ Amasamiento del cuello

Para dar un masaje más profundo a los músculos del cuello.

1   Colóquese del lado izquierdo del cuello.
2   Acérquese al cuerpo de la persona que va a masajear y coloque ligeramente ambas manos en el lado opuesto del cuello.
3   Con movimientos suaves, alterne los dedos y pulgares juntos para amasar los músculos del costado del cuello. Tenga mucho cuidado para no ejercer demasiada presión en el área. En caso de dudar en cuanto a la presión ejercida, es preferible disminuirla.

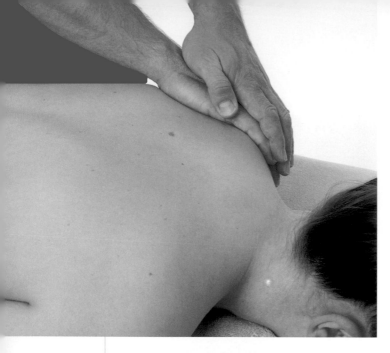

▼ Rozamiento de la espina dorsal al centro del omóplato

Esta técnica y la siguiente (rozamiento de la parte inferior del omóplato) tienen un efecto profundo para aumentar la movilidad de los músculos relacionados con la postura.

1 Sin presionar, coloque la mano izquierda junto al costado del cuerpo y póngase del mismo lado viendo hacia la cabeza del paciente.
2 Con toda la superficie de la mano agarre el área circular carnosa que se encuentra en la parte superior del hombro y levántela hasta que el omóplato se desplace hacia arriba. No olvide que no debe doblar la espalda mientras realiza este masaje.
3 Permaneciendo en esta posición, con los dedos enderezados de la mano derecha dé masaje en el omóplato y a su alrededor, de tal forma que el pulgar siga la "pista" de los dedos que contornean el omóplato.

▲ Estiramiento y deslizamiento del cuello

Para jalar los hombros del cuello con el fin de reducir la tensión muscular en el área.

1 Colóquese en el lado izquierdo de las costillas viendo hacia la cabeza del paciente.
2 Coloque la mano derecha sobre el hombro, de tal manera que los dedos queden en la parte frontal del hombro.
3 Doble los dedos para formar una especie de gancho holgado para "enganchar" el hombro.
4 Sin presionar demasiado, empiece a jalar la mano hacia atrás de modo que se deslice por la piel, utilizando para ello su peso corporal. Procure que toda la superficie de su mano mantenga contacto con la piel; a medida que la mano se mueva hacia atrás, poco a poco empiece a deshacer el "gancho"
5 Termine el movimiento cuando su mano esté por completo en la espalda y los dedos están enderezados.

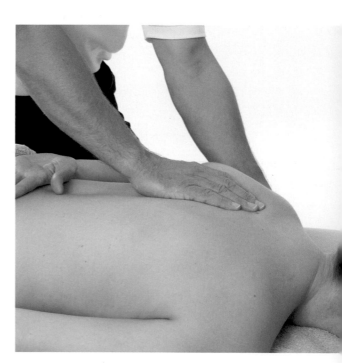

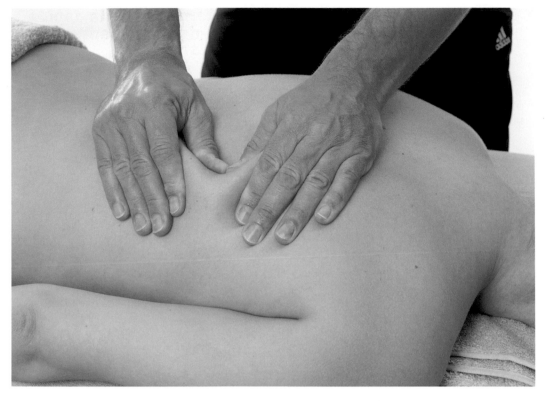

Rozamiento de la parte inferior del omóplato

1 Colóquese frente al lado derecho del tórax.
2 Coloque la mano izquierda en el lado del cuerpo que está más alejado de usted y cúbrala con la mano derecha, de tal manera que ambas palmas estén en la parte inferior del omóplato y al lado de la columna; procure no tocar ésta última.
3 Siguiendo la línea de las costillas, haga un movimiento a lo largo de la parte inferior del omóplato; termine al llegar al costado del cuerpo.

▲ Levantamiento de piel en el centro de la espalda

Para estimular la circulación en la piel carnosa del centro de la espalda con el fin de activar los nervios y fomentar la salud de la piel.

1 Colóquese del lado izquierdo frente al centro de la espalda.
2 Coloque ambos pulgares sobre el lado opuesto del cuerpo de la persona que va a masajear, procurando no tocar la columna.
3 Alternando las manos, apriete la piel entre los pulgares y los demás dedos; trabaje las secciones de piel rítmicamente y procure no pellizcar.
4 El movimiento debe ser fluido y natural, sin interrupciones ni molestias. Trabaje el área desde la columna y hacia el costado del cuerpo; siga hacia los lados hasta llegar a la espalda baja.

▼ Pinzamiento de piel en el centro de la espalda

Para trabajar las zonas profundas de la piel con el fin de estimular la circulación.

1. Asegúrese de haber aplicado la cantidad suficiente de lubricante en la piel, puesto que el pinzamiento es una técnica que genera mucha fricción.
2. Coloque ambas manos en el lado del cuerpo opuesto a usted, poniendo los pulgares paralelamente al músculo que está a lo largo de la columna; los dedos de ambas manos deben formar un triángulo que apunte hacia el costado.
3. Levante y deslice la piel dentro de este triángulo; trabaje de lado a lado y de adelante para atrás con la finalidad de cubrir toda el área del centro de la espalda (desde el omóplato hasta la espalda baja).

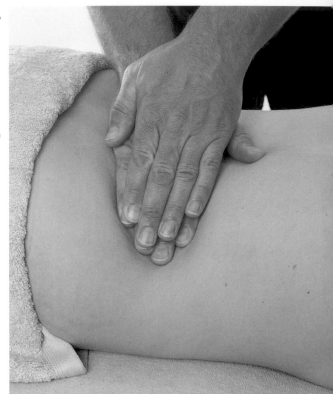

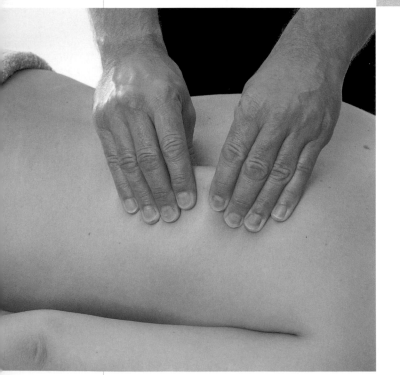

▲ Rozamiento de la espalda baja

Para aliviar el dolor y la tensión en la espalda baja y preparar al paciente para un masaje más profundo.

1. Párese frente a la parte izquierda de la espalda baja.
2. Coloque la mano derecha con la palma hacia abajo sobre el hueso en forma de V en la base de la columna, de tal manera que el pulpejo cubra esta zona y los dedos apunten hacia el costado.
3. Con la mano izquierda cubra la mano derecha, con la palma hacia abajo.
4. Lentamente empiece a presionar con las palmas y dé el masaje con dirección opuesta hacia donde está usted, hacia la parte superior de la cadera, aminorando la presión una vez que llegue ahí.
5. Al final del movimiento, deslice los dedos por la piel, sin presionarla demasiado, hacia la posición inicial y vuelva a realizar la técnica.

▼ Rozamiento profundo de la espalda baja con el pulgar

Para trabajar profundamente la espalda baja.

1 Párese frente a la parte izquierda de la espalda baja.
2 Coloque el pulgar derecho en el lado del cuerpo más cercano a usted, delante de la V en la base de la columna, de modo que los dedos formen un ángulo recto con el pulgar.
3 Coloque el pulgar izquierdo encima del derecho. Presione ligeramente la parte superior de la cadera (hacia usted), aminorando la presión para terminar el movimiento con suavidad y regresar la mano a la posición inicial. No deje de presionar suavemente para no perder el contacto con la piel.
4 Repita la técnica varias veces, aumentando la presión para profundizar la penetración.

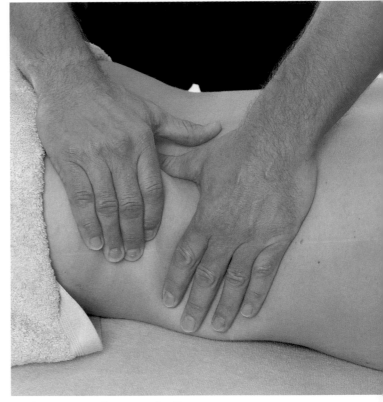

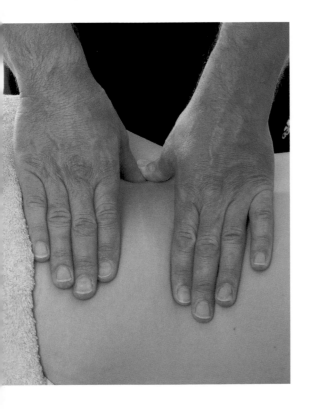

▲ Amasamiento de la espalda baja

Para estimular la circulación en la piel y los músculos de la espalda baja.

1 Colóquese frente al lado izquierdo de la espalda baja.
2 Doble las rodillas y coloque ambas manos del otro lado de la columna, de tal manera que los dedos apunten hacia el frente y hacia la parte lateral del cuerpo.
3 Comience a amasar, alternando los dedos y pulgares y utilizando su peso corporal para marcar el ritmo.
4 Trabaje desde la columna hacia el costado; después, bájese hacia la parte inferior de la espalda y repita el procedimiento.

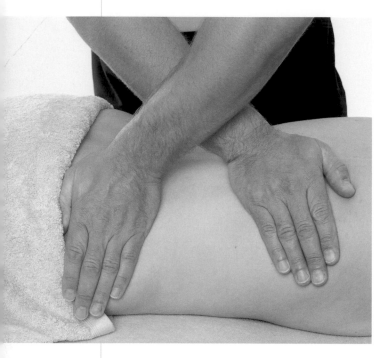

▲ Estiramiento de la espalda baja (con manos cruzadas)

Para estirar los músculos de la espalda baja y aliviar la tensión causada por la mala postura.

1 Colóquese frente al lado izquierdo de la espalda baja.
2 Cruce los brazos y coloque las manos con las palmas hacia abajo en el centro de la espalda baja. No aparte los meñiques de los demás dedos. El pulpejo debe estar colocado cerca de la columna pero sin tocarla.
3 Presionando con su peso corporal, deje que las manos se extiendan y estiren la piel.
4 Continúe estirando hasta donde usted alcance a masajear con las manos cruzadas o hasta que la mano que esté más abajo alcance la parte inferior de la espalda. Después, estire las rodillas y levante el cuerpo (para reducir la presión en las manos) y termine el estiramiento sin perder el control.

▼ Deslizamiento transversal en la cadera

Para aliviar la tensión y deshacer los nudos en los músculos del centro y los lados de la espalda baja.

1 Doble las rodillas, enderece la espalda e inclínese hacia delante para poder trabajar con el cuerpo sin estirarse ni encorvar la espalda.
2 Coloque la palma izquierda sobre el lado de la cadera, con los dedos hacia la parte frontal de la misma y en forma de gancho holgado. Debe sentir la parte frontal de la cadera con los dedos.
3 Coloque la mano derecha encima de la izquierda para darle mayor estabilidad y fuerza.
4 Fije los brazos y las muñecas en la posición; este último paso es muy importante en las técnicas de estiramiento y deslizamiento que se basan en mayor medida en la transferencia del peso corporal,

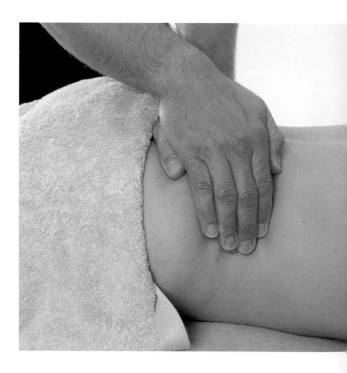

movimiento que puede ser peligroso si no se realiza de manera correcta.

5   Empiece a balancearse de atrás hacia delante, estire las rodillas y, transfiriendo el peso corporal, deslice las manos por la cadera hacia el hueso en forma de V en la base de la columna. Poco a poco comience a enderezar los dedos doblados a medida que éstos pasen hacia el centro, de manera que cuando el pulpejo llegue a la base de la columna, la palma ya esté extendida. Repita una vez.

6   Dé un paso con dirección a la cabeza y repita el procedimiento, pero esta vez termínelo en la parte inferior de la caja torácica.

▶ Leva y eje de la espalda baja

1   Colóquese frente al lado izquierdo de la espalda baja.

2   En la columna vertebral coloque la mano derecha, con la palma hacia abajo, de tal forma que el pulgar forme un ángulo recto con los demás dedos, apuntando hacia la cabeza.

3   Cierre el puño de la mano izquierda alrededor del pulgar apartado sin mover éste último.

4   En ningún momento la mano izquierda deberá tocar el hueso. Tenga mucho cuidado, ya que se trata de una técnica de masaje profundo que puede acarrear problemas si no se realiza de forma adecuada.

5   Dé un paso hacia adelante con el pie derecho y muy lentamente recargue el peso en este pie, al mismo tiempo accione la técnica de leva y eje en dirección contraria hacia donde está usted. Use la mano derecha como guía, dando masaje profundo con la izquierda. Deje de presionar cuando las manos lleguen al costado.

6   **Variación:** Para un masaje profundo de los músculos paraespinales, puede realizar la técnica de leva y eje con el puño masajeando los músculos que

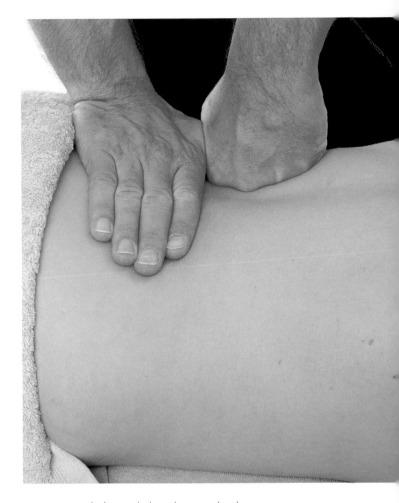

pasan a lo largo de la columna, desde la parte inferior de la espalda hacia los hombros. Tenga cuidado de no ejercer presión en la columna: recuerde que las técnicas profundas únicamente se emplean para dar masaje en los músculos.

▼ Deslizamiento transversal de los glúteos

Para aliviar la tensión y deshacer los nudos en los músculos de la parte superior de los glúteos.

1 Colóquese frente a la parte izquierda de la espalda baja. El masaje debe ir en una línea recta pasando por la parte superior de los glúteos en vez de formar un arco en la espalda baja como en las técnicas de deslizamiento transversal en las páginas 50-51.

2 Flexione las rodillas, enderece la espalda e inclínese hacia delante para poder trabajar con el cuerpo sin estirarse ni encorvar la espalda.

3 Coloque la palma derecha en la parte superior de la cadera con los dedos apuntando hacia el frente y forme una especie de gancho holgado con las puntas de los dedos.

4 Coloque la mano izquierda encima de la derecha para darle mayor estabilidad y fuerza. Fije los brazos y las muñecas en esta posición.

5 Empiece a balancearse de atrás hacia delante, estire las rodillas y, transfiriendo el peso corporal, deslice las manos por la cadera y la parte superior de los glúteos hacia el hueso en forma de V en la base de la columna; a medida que las manos vayan acercándose al centro de los glúteos, empiece a estirar los dedos doblados.

6 Cuando el pulpejo llegue a la parte inferior de la columna, la palma ya debe estar completamente estirada en la parte inferior de la espalda. Repita el procedimiento una vez más.

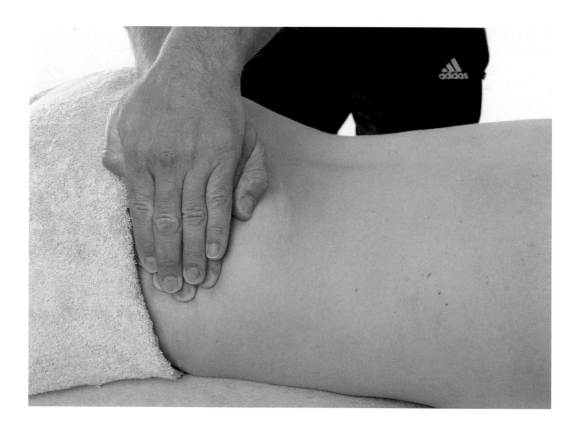

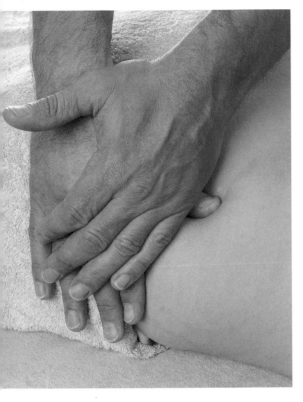

▼ Leva y eje de la parte superior de los glúteos

Para trabajar a mayor profundidad los tejidos blandos que soportan la espalda baja.

1 Flexione las rodillas, enderece la espalda e inclínese hacia delante para poder trabajar con el cuerpo sin estirarse ni encorvar la espalda.
2 Coloque la mano izquierda del otro lado de la columna, de tal manera que el pulgar apunte hacia los pies y los demás dedos, hacia el costado.
3 Cierre el puño de la mano derecha alrededor del pulgar izquierdo, de modo que los nudillos de la mano derecha estén en la parte superior del glúteo.
4 Realice movimientos cortos y profundos para trabajar desde la parte superior de los glúteos hacia el costado de la cadera.

▲ Masaje en la parte superior de los glúteos con un solo pulgar

Para trabajar más a fondo los glúteos, músculos que nos ayudan a sentarnos y pararnos.

1 Flexione las rodillas, enderece la espalda e inclínese hacia delante para poder trabajar con el cuerpo sin estirarse ni encorvar la espalda.
2 Coloque el pulgar derecho en el hueso en forma de V que se encuentra en la parte inferior de la columna, apuntando con los demás dedos hacia el costado.
3 Cubra el pulgar derecho con el pulpejo de la mano izquierda y dé un masaje profundo por la parte superior de los glúteos con dirección hacia el hueso de la cadera.
4 No olvide mantener la espalda recta al terminar el movimiento en el costado del glúteo, cerca de la cadera, y empiece a jalar el dedo en dirección opuesta sin dejar de mantener contacto –aunque suave– con la piel. Repita el procedimiento otra vez.

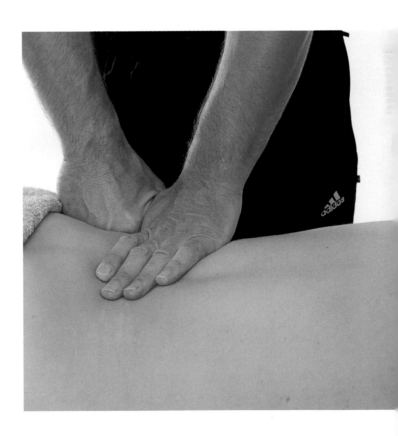

►Movimiento para el relajamiento completo de la espalda

Para terminar los procedimientos terapéuticos de la espalda, el cuello y los hombros se realizan movimientos relajantes con el fin de aliviar los residuos de la tensión en los músculos y tejidos blandos; asimismo, la técnica estimula la regeneración y los procesos curativos en la piel y sirve para aumentar la autoestima y tranquilidad interna.

Los pasos que a continuación se describen deben formar parte de un movimiento continuo que se realice a lo largo de la columna, de arriba para abajo y de regreso. No obstante, para relajar aún más a la persona que recibe el tratamiento, los pasos pueden separarse en un proceso que consiste en cuatro partes, seguido de un movimiento continuo.

1   Colóquese a la altura de la cabeza de la persona que está recibiendo el masaje viendo directamente hacia el cuerpo. Puesto que se trata de una técnica de relajamiento y calentamiento, la presión debe ser más suave que en otros procedimientos.

2   Como el masajista tendrá que hacer muchos movimientos, dé un paso hacia adelante antes de empezar, para tener la libertad de moverse sin tener que estirarse ni tensarse. (Si realiza esta técnica en el piso, le recomendamos arrodillarse sólo sobre una rodilla, y poner el otro pie en el piso, posición que permite moverse libremente hacia atrás y hacia adelante).

3   Coloque las manos a los lados de la columna en la base del cuello, encima de los hombros; levante los dedos de ambas manos y haga un movimiento continuo hacia abajo, siguiendo la columna con las palmas. Termine en la parte inferior de la columna al alcanzar con los pulpejos la parte superior de los glúteos.

4   Acto seguido, gire ligeramente las manos, de tal manera que los dedos apunten hacia adentro y las palmas, a los lados de la cadera.

5   Aparte las manos hacia los lados de la cadera, de modo que las palmas guíen los dedos, realizando un movimiento en forma de curva, hasta alcanzar los costados al nivel de la espalda baja.

6   Guíe nuevamente los dedos con las palmas, regrese las manos a la espalda y acérquelos más hasta que se toquen a la altura de los omóplatos. Recuerde usar su peso corporal para realizar el movimiento, en vez de presionar con los músculos de las manos, brazos u hombros.

7   Dirija los dedos con las palmas, aparte las manos pasándolas sobre los omóplatos y haga un movimiento circular en la parte superior de los hombros hasta que las palmas alcancen esta área.

8   Después, vuelva transferir su peso corporal para moverse hacia delante y mueva las palmas hacia la parte exterior del tórax al nivel del pecho, con los dedos hacia fuera. Termine el movimiento levantando un poco las manos de la piel.

9   Repita el procedimiento las veces que sean necesarias.

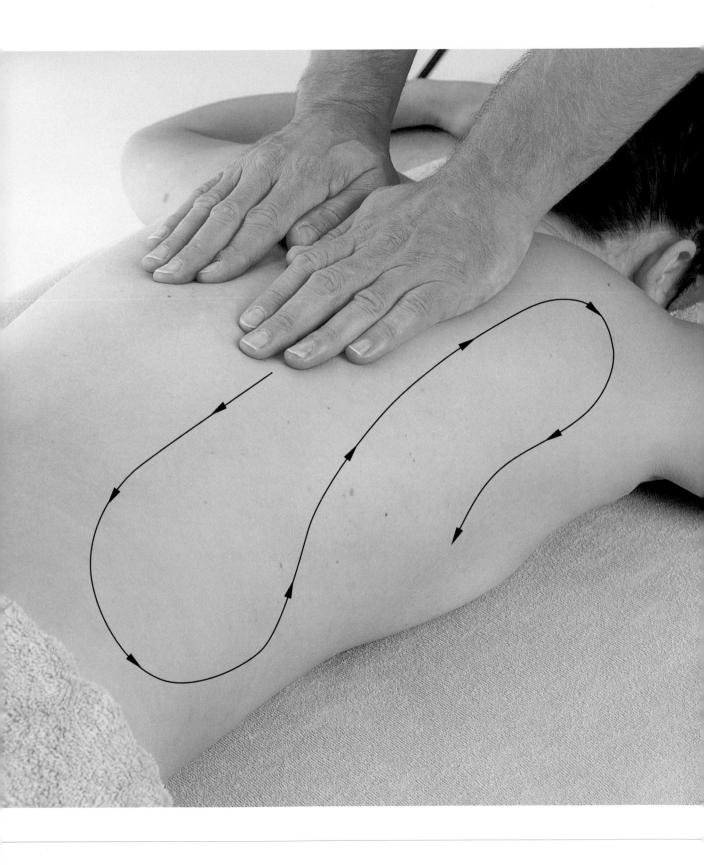

Masaje de
piernas y brazos

Este capítulo explica el masaje completo de piernas y brazos con el fin de aliviar el cansancio, estimular la circulación sanguínea y linfática hacia el corazón, así como fomentar la regeneración y el rejuvenecimiento de las células. A diferencia de la espalda, el cuello y los hombros –en donde la meta principal es aliviar la tensión en los músculos responsables de la postura y deshacerse del cansancio y la fatiga muscular–, el masaje de piernas y brazos es, además, útil para ayudar al funcionamiento de los sistemas circulatorio y del drenaje linfático.

El masaje completo de piernas y brazos debe durar aproximadamente 40 minutos; sin embargo, el masajista puede elegir las técnicas para enfocarse en áreas específicas o solamente en piernas o brazos, en cuyo caso el masaje debe durar unos 20 minutos. Le recomendamos que empiece con un procedimiento de purificación (ver p. 60-61) y terminar con vibraciones en las extremidades (ver p. 70-71 y 83) con el fin de aliviar la tensión que quede en los músculos. Debido a que los músculos de piernas y brazos se hallan cerca de la superficie, el masajista puede desarrollar sus propios procedimientos, siguiendo su intuición y advirtiendo lo que sienten sus manos.

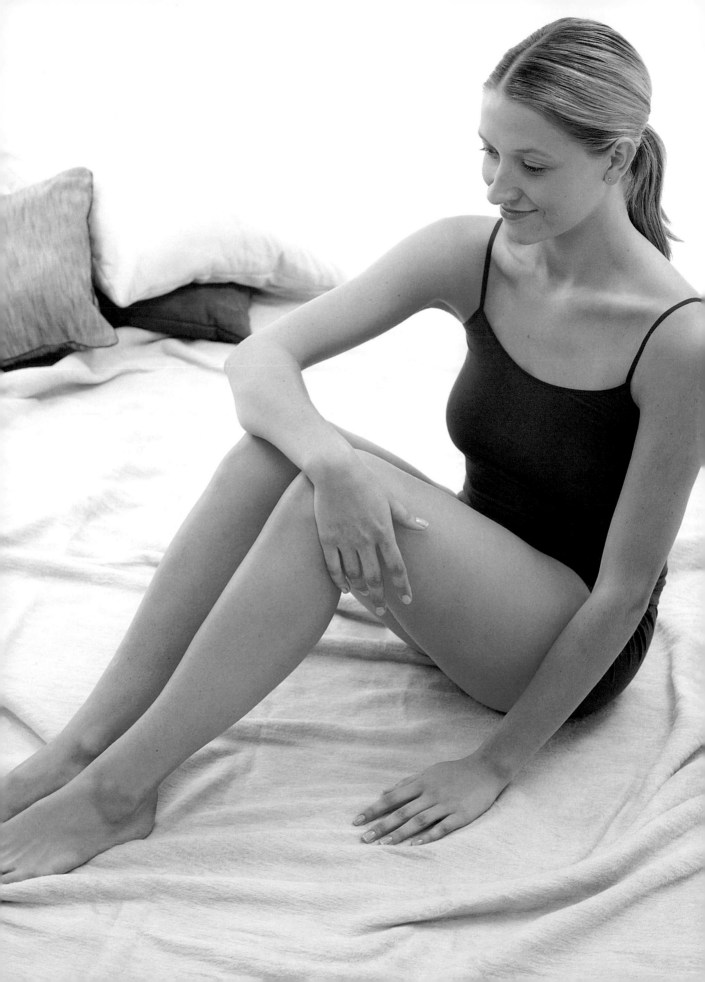

Anatomía básica

La naturaleza del estrés y la tensión que
experimentan las extremidades es diferente
en comparación con el resto del cuerpo
porque son las partes más flexibles.
Las arterias y venas gruesas van desde
el corazón hacia las extremidades; un
sistema complejo de nervios controla la
sensación, mientras que los músculos nos
permiten realizar una amplia gama de
movimientos en todas las direcciones; por
último, los receptores sensoriales, ubicados
en la piel, responden a los cambios más
insignificativos en el tacto, temperatura y
posición. El masaje beneficia todos estos
sistemas y es de especial utilidad para
estimular el drenaje de los líquidos y el
regreso de la sangre desde las extremidades.

La diferencia entre las piernas y los brazos
radica en que las piernas, son capaces
de soportar el peso, razón por la cual los
músculos en estas extremidades tienen
cualidades un tanto diferentes: la función
de las piernas es tener fuerza y dar
equilibrio, mientras que los brazos sirven
para movimientos controlados y
complicados.

Brazos
Sistema óseo

El brazo empieza en la articulación del
hombro, que es una especie de bisagra
detenida por músculos. El hueso largo
en la parte superior del brazo que va desde
el hombro hasta el codo se llama húmero;
en el codo, se articula con dos huesos del
antebrazo que se llaman cúbito y radio. Al
llegar a la muñeca, el cúbito y radio se unen
a los huesos de la mano mediante una red
de ligamentos y tendones.

Sistema muscular

Cada uno de los principales grupos
musculares está compuesto por
varios músculos individuales que trabajan
en conjunto para permitirle libertad de
movimiento al brazo. El masaje de las
extremidades superiores no sólo previene
obstrucciones en los músculos, sino también
reduce hinchazones, alivia la tensión y

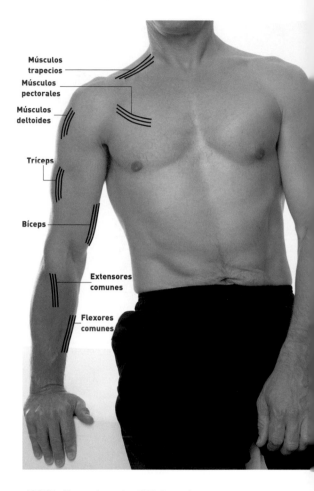

Músculos
trapecios

Músculos
pectorales

Músculos
deltoides

Tríceps

Bíceps

Extensores
comunes

Flexores
comunes

ARRIBA: **El masaje es de utilidad para los
principales músculos del brazo, ya que
estimula la circulación y permite realizar
una gama completa de movimientos.**

estimula la circulación dentro de los
tendones y a su alrededor, lo cual es
imprescindible para aumentar la fuerza y
flexibilidad del brazo. En el movimiento
participan varios grupos principales de los
músculos del brazo, divididos en pares
opuestos (antagónicos):

• Los músculos pectorales se contraen para
  que podamos inclinarnos.
• Los músculos trapecios, que pasan de la
  parte superior de la espalda hasta la parte
  posterior del cuello, se contraen para que
  podamos enderezarnos.

- Los músculos deltoides, que se encuentran en la parte superior del hombro y que se serpentean por el brazo, son los responsables de que éste se pueda levantar.
- Los músculos que se hallan en la axila se contraen para bajar el brazo.
- Los bíceps en la parte frontal de la parte superior del brazo sirven para doblar el codo.
- Los tríceps, ubicados en oposición a los bíceps en la parte posterior del brazo, enderezan esta extremidad al contraerse.
- Los extensores comunes que se encuentran en la parte superior del antebrazo se contraen para que podamos levantar la mano y extender la muñeca.
- Por último, los flexores comunes en la parte inferior del antebrazo flexionan la muñeca y nos ayudan a levantar los dedos.

Suministro de sangre y los nervios

La arteria braquial –la arteria principal del brazo– pasa por el hombro hacia el codo, en donde se divide en dos y se encuentran en el antebrazo. Las venas siguen la misma ruta pero van en dirección opuesta. El nervio braquial empieza en el hombro, pasando por la parte superior del brazo, mientras que el nervio medial o central y el cubital proporcionan a todo el brazo la posibilidad de sentir y realizar sus funciones motrices.

Piernas

Nuestras piernas soportan el peso del cuerpo y son importantes para sostener equilibrio y moverse, por lo que deben sacrificar parte de la destreza a la fuerza y solidez. Para poder hacerlo, las piernas tienen huesos gruesos y resistentes, músculos largos que pueden soportar cargas muy fuertes, articulaciones que contienen cartílagos que absorben los choques, así como pies fuertes y planos y tobillos que sirven para aumentar el equilibrio.

Sistema óseo

Las piernas empiezan en la cadera, articulación "bisagra" que encaja perfectamente en el orificio dentro de la cintura pélvica. El fémur –hueso largo y ancho en la parte superior de la pierna– termina en la rodilla, lugar en donde se ensancha y se articula con la tibia, el hueso largo que se encuentra en la parte inferior de la pierna, y el peroné, hueso menos grande que permite que la pierna tenga más carga. La tibia y el peroné se unen con los huesos del pie en una articulación, en la cual son muy importantes los ligamentos.

ABAJO: **Las articulaciones de la rodilla y el tobillo permiten que los músculos de la pierna sean fuertes y flexibles.**

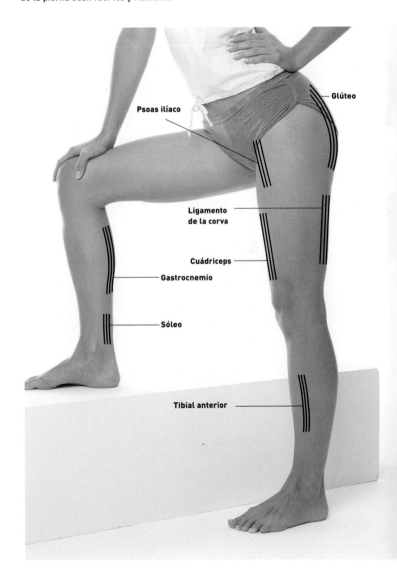

Glúteo

Psoas ilíaco

Ligamento de la corva

Cuádriceps

Gastrocnemio

Sóleo

Tibial anterior

Sistema muscular

Al igual que los brazos, las piernas contienen varios grupos musculares principales, cada uno de los cuales se ocupa de funciones específicas, trabajando en conjunto con otros para permitir mayor movilidad.

- Los músculos glúteos pasan de la espalda baja a la cadera y forman el grupo muscular más grande de los glúteos. Al contraerse, jalan el fémur para enderezar la pierna desde la cadera.
- El psoas ilíaco va desde el costado hasta la parte frontal de la cadera y ayuda a doblar la pierna desde ese punto.
- El ligamento de la corva que está en la parte posterior del muslo se contrae para doblar la pierna en la rodilla.
- El músculo cuádriceps en la parte frontal de la cadera se flexiona para estirar la pierna a la altura de la rodilla (una capa de fuerte tejido fibroso, llamado banda iliotibial, baja por la parte externa del muslo para darle mayor estabilidad a este movimiento).
- Los músculos que se encuentran detrás de la pantorrilla, incluyendo el gastrocnemio y el sóleo, se contraen para poder mover el pie.
- Los músculos de la espinilla, incluyendo el tibial anterior, se flexionan para poder levantar los dedos del pie.

Suministro de sangre y los nervios

Antes de proceder con el masaje es importante que conozca la ubicación de los nervios. Las arterias principales que suministran la sangre a las piernas discurren por el centro de la cadera; la arteria femoral atraviesa el muslo directamente por el centro, mientras que la poplítea se encuentra en la parte trasera; después de entrar en la parte inferior de la pierna y el pie, las arterias se dividen. Los nervios principales (el ciático, el femoral y el perineal) empiezan en la base de la columna, atraviesan la cadera y se dividen para llegar a los músculos y la superficie de la piel.

Drenaje linfático

Las piernas y los brazos contienen los sistemas de drenaje linfático más extensos de todo el cuerpo. La función de dichos sistemas consiste en llevar la linfa y los líquidos para su purificación a las glándulas linfáticas, gracias a lo cual se reducen las hinchazones y se drena el líquido de las extremidades. Esto es particularmente importante para las personas que pasan largas horas paradas, ya que la fuerza de gravedad ocasiona que los líquidos se acumulen en las piernas.

El masaje estimula el drenaje linfático en diferentes formas: primero que nada, la presión y los movimientos pueden ayudar a reducir las obstrucciones y limpiar los canales obliterados; además, el movimiento hacia arriba en efecto "empuja" el líquido por los vasos linfáticos; por último, el incremento general en la circulación que ocasiona el masaje facilita la transferencia de los líquidos a las células y los tejidos. Dados los efectos notables del masaje en el drenaje linfático, es importante que las técnicas se empleen de manera correcta. Un masaje hecho adecuadamente puede mejorar el bienestar general, pero los procedimientos realizados erróneamente o en orden incorrecto pueden causar obstrucciones, acumulación de líquidos y dolor. El masajista debe trabajar de arriba hacia abajo con movimientos dirigidos hacia arriba. De esto se infiere que:

- Los movimientos individuales siempre deben ir hacia arriba, de la extremidades hacia el corazón, para empujar la linfa y los líquidos con dirección ascendente.
- Las técnicas de purificación deben comenzar en la parte superior de la extremidad y progresar con dirección descendente para evitar la acumulación de líquido.
- Aunque el masaje empieza en la parte superior, los movimientos también deben ir con dirección ascendente.

A LA DERECHA: **Al realizar masaje para mejorar el drenaje linfático, empiece a trabajar en las manos y los pies desplazándose hacia el corazón (siga las flechas en la ilustración).**

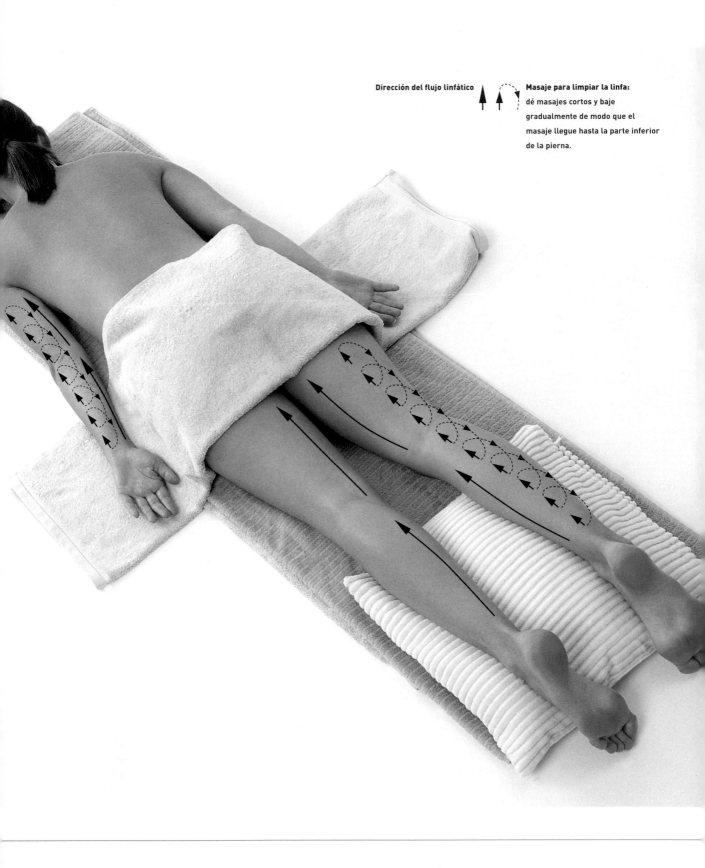

Dirección del flujo linfático

Masaje para limpiar la linfa: dé masajes cortos y baje gradualmente de modo que el masaje llegue hasta la parte inferior de la pierna.

ANTES DE LA SIGUIENTE técnica, asegúrese de que el cuerpo está recostado en decúbito supino (boca arriba).

▼ Rozamiento en la parte frontal de los hombros

Para disminuir la tensión en los músculos posturales en la parte frontal de los hombros, especialmente recomendado para personas que trabajan con teclados de computadora.

1. Colóquese frente al lado izquierdo del pecho de la persona que va a masajear.
2. Con su mano izquierda, levante el brazo y apóyelo, de tal forma que esté recostado a un ángulo de 90° del cuerpo, con el codo ligeramente doblado.
3. Coloque su pulgar derecho en la parte frontal del hombro donde se une con el brazo.
4. Dé un masaje ascendente desde el hombro hasta la clavícula; deténgase suavemente cuando el pulgar llegue al hueso.

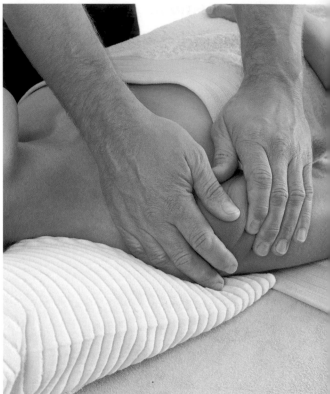

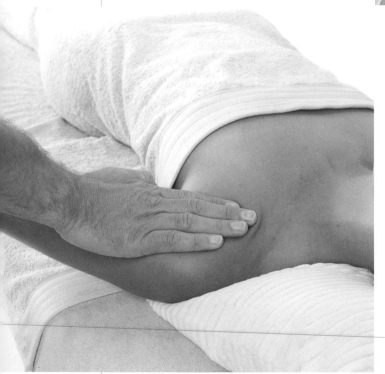

▲ Amasamiento en la parte superior de los hombros

Para disminuir el estrés y la tensión en los músculos posturales en la parte superior de los hombros y en el cuello.

1. Colóquese frente al hombro izquierdo donde se forma un ángulo entre éste y el cuerpo.
2. Coloque ambas manos en el hombro, de forma que las palmas cubran cada uno de los lados.
3. Amase de forma que se junten el pulgar y el dedo índice al mismo tiempo que ejerce una ligera presión; después presione fuerte hasta producir el enrojecimiento de la piel y tuerza ligeramente la piel mientras sus manos se mueven sobre el torcimiento.

▼ Rozamiento de los bíceps

Para estimular el flujo sanguíneo y la linfa en la parte superior del brazo y estimular la circulación.

1. Colóquese frente al brazo izquierdo.
2. Con su mano izquierda, levante y sostenga el antebrazo, de modo que el codo quede ligeramente doblado y la parte interior del brazo —el bíceps— quede libre.
3. Con su mano derecha, forme una ligera curva alrededor de la parte superior del brazo a la altura del codo (su dedo pulgar debe estar cerca del codo) y después deje que sus dejos caigan y se relajen de tal modo que se acoplen a la forma del brazo.
4. Haga un masaje firme ascendente del brazo hacia el hombro, guiándolo con la orilla externa de la palma hasta llegar a la parte interior del codo.

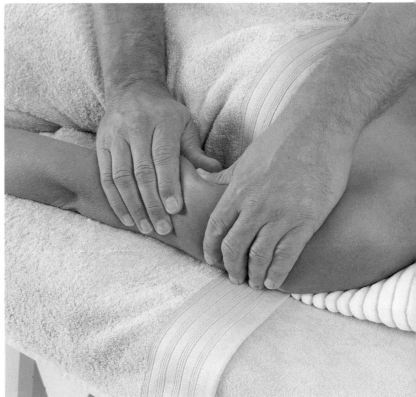

▲ Amasamiento de los bíceps

Para trabajar con mayor profundidad en los músculos de los brazos y reducir la tensión.

1. Coloque ambas manos en la parte superior del brazo a la altura del codo y amase con dirección ascendente, trabajando suavemente y hacia el hombro.

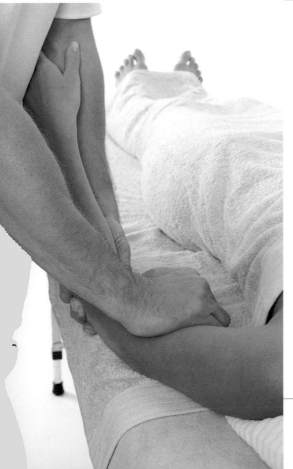

Consejo: Es importante recordar que el movimiento de sus manos para el amasamiento debe provenir de una acción de desplazamiento en la cadera y las piernas. Los brazos y hombros deben permanecer en posición firme y con una postura relajada.

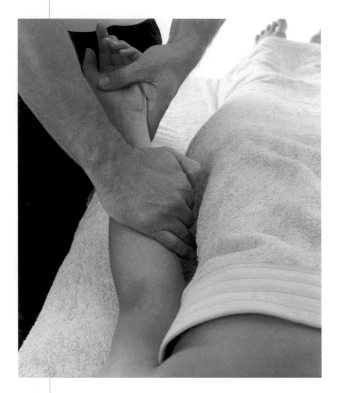

▼ Estiramiento de las palmas

Para reducir el estrés y la tensión en los músculos y el tejido blando de las manos e incrementar la flexibilidad.

1. Colóquese frente a la mano izquierda.
2. Con ambas manos, levante la mano izquierda de modo que la palma quede hacia arriba, apuntando hacia el techo, y que los dedos queden detrás de la mano y sus pulgares, en el centro de la palma, uno junto al otro.
3. Lentamente separe los pulgares y al mismo tiempo flexione las manos ligeramente hacia atrás y hacia fuera, de tal forma que estire la palma hacia la parte exterior mientras los pulgares se separan uno del otro.

▲ Rozamiento en la parte interna del antebrazo

Para estimular el flujo de la linfa y la sangre desde las manos y hasta el corazón y para estimular la circulación en la parte inferior del brazo.

1. Colóquese frente a la parte inferior del brazo izquierdo.
2. Con su mano izquierda, levante el brazo a la altura de la mano de forma que quede doblado y la muñeca y la mano queden justo por encima del codo en posición vertical, con los músculos relajados.
3. Coloque su mano derecha en el antebrazo a la altura de la muñeca y dé un masaje descendente hacia el codo.
4. Repita el masaje en ambos lados del antebrazo; muévase unos 5 cm en cualquier dirección para cubrir todo el antebrazo con tres masajes.

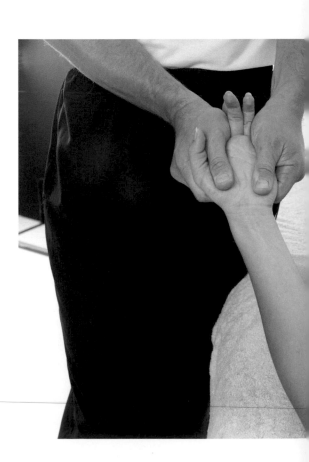

5   Trabaje el área con dirección descendente
    hacia los dedos; repita el proceso en cada
    dedo.

▼ Amasamiento del pulpejo

**Para trabajar a profundidad los
músculos grandes en el pulpejo.**

1   Coloque su mano derecha en la mano del
    paciente, de modo que los pliegues entre
    los pulgares y los dedos índice se junten
    uno con otro. Acomode el dedo pulgar
    moviendo la mano hacia arriba y abajo
    hasta que el pulgar esté recargado en la
    parte carnosa del pulpejo y sus dedos
    sostengan el área que está detrás de la
    base del pulgar.
2   Con su pulgar haga movimientos
    circulares en la misma dirección de las
    manecillas del reloj alrededor del pulpejo
    para trabajar el músculo.

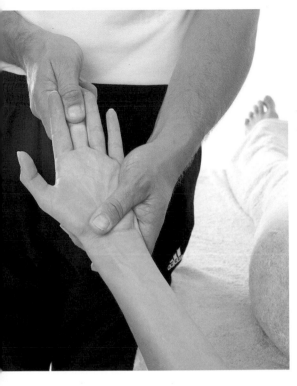

▲ Deslizamiento de los dedos

**Para liberar la tensión acumulada en las
manos.**

1   Con su mano izquierda, sostenga el
    antebrazo de modo que el codo quede
    doblado y los músculos del brazo estén
    relajados.
2   Coloque su mano derecha sobre el dedo
    índice, de tal forma que el pulgar apunte
    hacia abajo y los demás dedos queden
    doblados suavemente alrededor de la parte
    posterior del dedo índice.
3   Deslice el dedo ejerciendo un jaloneo ligero
    mientras resbala su mano por el dedo
    hacia abajo; el pulgar estará trabajando
    con dirección descendente en la parte
    interna del dedo índice y los demás dedos,
    también con dirección descendente pero
    en la parte exterior.
4   Al mismo tiempo que desliza el dedo hacia
    fuera, mueva la mano hacia arriba y hacia
    abajo como si la estuviera sacudiendo de
    arriba abajo para maximizar los beneficios
    de la relajación y el estiramiento.

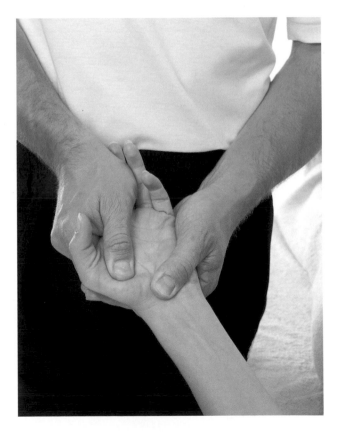

▼ Rozamiento en la parte posterior del antebrazo

Para estimular el flujo de la sangre y la linfa hacia el antebrazo y eliminar la obstrucción de fluidos.

1   Colóquese frente a la mano izquierda de la persona que va a masajear.
2   Con su mano izquierda, levante el brazo a la altura de la mano de forma que quede doblado y la muñeca y la mano queden en posición vertical por encima del codo, con los músculos relajados.
3   Coloque su mano derecha en la parte superior del antebrazo a la altura de la muñeca —la mano debe amoldarse a los contornos del antebrazo—.
4   Dé un masaje firme y lento hacia el codo. No permita que la muñeca se doble.
5   Repita el masaje en ambos lados del antebrazo; muévase unos 5 cm en cada dirección para cubrir todo el antebrazo con tres masajes.

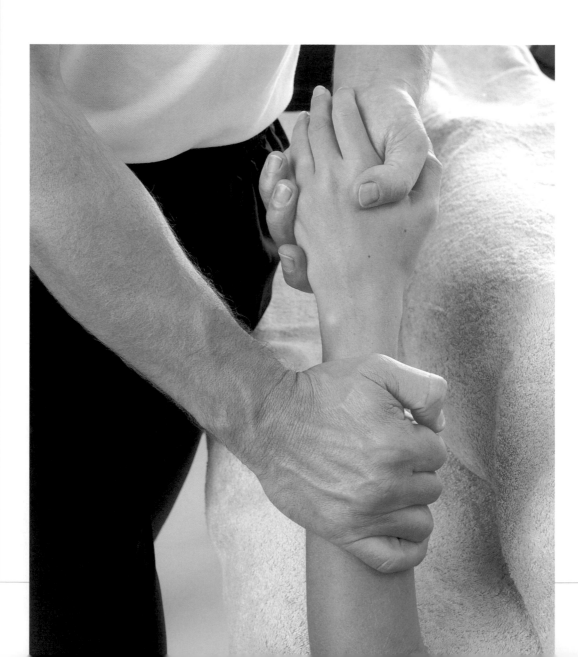

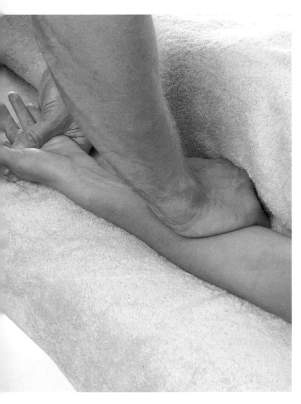

▼ LTB en el antebrazo

Para estirar áreas específicas
de los músculos del antebrazo.

1 Colóquese a la altura del antebrazo
   izquierdo.
2 Con su mano izquierda, extienda la mano
   para contraer el músculo en la parte
   superior del antebrazo. Se debe extender
   mas no estirar y se debe sentir cómodo.
3 Con su mano derecha, empuje el pulgar
   directamente contra el músculo en la
   parte superior del brazo con un
   movimiento descendente.
4 Mueva el pulgar con dirección ascendente
   (hacia el codo) aproximadamente 1.5 cm
   para que estire ligeramente el músculo
   que está debajo de su pulgar.
5 Coloque en posición firme el pulgar y
   suave y lentamente mueva la mano hacia
   abajo.

▲ Compresión en la parte anterior del antebrazo

Para trabajar los músculos del
antebrazo y ayudar a reducir la tensión
muscular y liberar las toxinas.

1 Con el pulpejo de su mano, presione
   durante algunos segundos el antebrazo
   donde termina la muñeca; después,
   libere la presión y mueva la posición
   de la mano entre unos 3 y 5 cm.
2 Continúe con este proceso —presione,
   libere y mueva la posición con dirección
   ascendente— hasta que haya cubierto
   toda la superficie posterior del antebrazo
   y hasta llegar al codo.

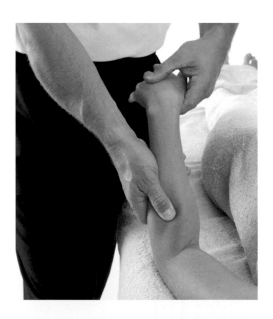

Consejo: El punto de contacto donde se unen el
pulgar y el músculo puede generar un poco del dolor,
debido a que ésta es una técnica profunda que estira el
músculo. Sin embargo, no debe ser desagradable, sino
más bien provocar una sensación leve de inconformidad o
molestia. Si causa dolor, deje de masajear y continúe con
el masaje en otra área.

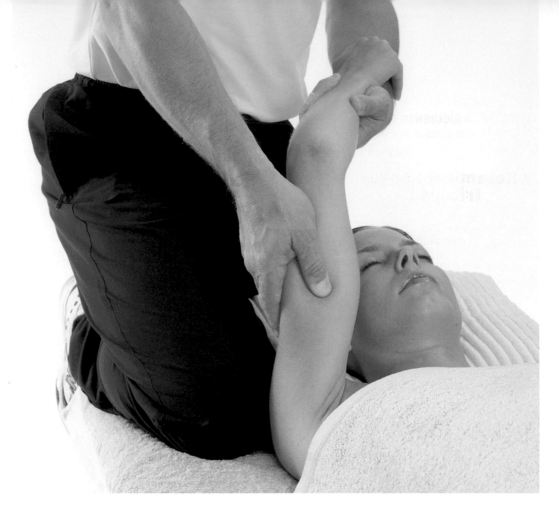

Amasamiento de los bíceps

Para trabajar a profundidad los músculos de la parte superior del brazo, estimular la circulación y liberar la tensión.

1 Colóquese frente al codo izquierdo.
2 Coloque ambas manos en la parte superior del brazo a la altura de los bíceps, con las palmas de las manos sobre la parte superior del brazo y los dedos apuntando hacia abajo.
3 Sujete la piel y ejerza un poco de presión; alterne los pulgares y los dedos para amasar el músculo del bíceps.
4 Aplique la técnica de amasamiento todo alrededor para que cubra toda el área entre el codo y el hombro.

▲ LTB en los tríceps

Para trabajar áreas específicas del músculo con un estiramiento localizado.

1 Con la mano izquierda, sostenga el antebrazo de modo que quede recto y suspendido en el aire sin levantar el hombro —recto, no estirado—.
2 Empuje el dedo pulgar de su mano derecha directamente contra el músculo que está en la parte posterior del brazo (tríceps), cerca de la parte posterior del codo. Coloque el pulgar en posición firme, manteniendo la misma presión, muévalo con dirección descendente hacia el hombro para que el músculo se estire localmente.
3 Con el pulgar en el mismo lugar, haga un mayor estiramiento utilizando su brazo izquierdo para doblar el brazo a la altura del codo y liberando su pulgar conforme la mano llega al hombro.
4 Repita el proceso varias ocasiones mientras trabaja el área hacia la axila.

ANTES DE LA SIGUIENTE técnica, pídale a la persona que va a masajear que se coloque boca abajo.

▼ Rozamiento de los tríceps I

Para estimular el flujo de la linfa, la sangre y las toxinas desde la parte posterior del brazo.

1   Colóquese frente al lado derecho de la persona que va a masajear.
2   Con su mano izquierda agarre el antebrazo y doble el codo hacia adentro.
3   Coloque su mano derecha sobre el tríceps en la parte posterior del brazo, con la palma de la mano apuntando hacia el piso y la parte lateral de la mano a la altura del codo formando una curva sobre el brazo.
4   Comience el masaje hacia el hombro, ejerza presión en el tríceps con la palma de su mano.

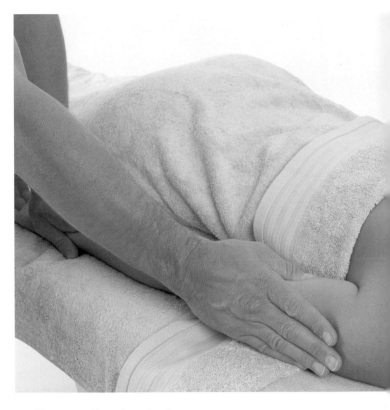

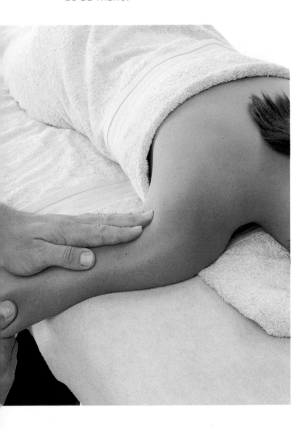

▲ Rozamiento de los tríceps II

Para liberar la tensión y las toxinas de la parte superior del brazo.

1   Colóquese frente al lado derecho del tórax, de tal forma que su cuerpo esté a 45° del brazo.
2   Coloque el brazo al costado del cuerpo con la palma hacia arriba.
3   Coloque el pulgar de su mano derecha en el tríceps a la altura del codo y dé un masaje largo ejerciendo presión y hacia el hombro. Use el pulgar para hacer presión y permita que los dedos formen una curvatura alrededor de la forma del brazo.
4   Mueva su mano ligeramente hacia la izquierda y hacia la derecha y repita el masaje.

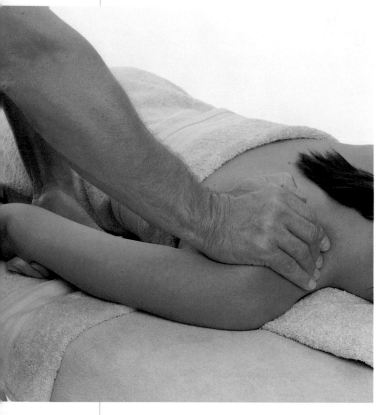

▲ Rozamiento en la parte posterior de los hombros

Para disminuir la tensión en los músculos posturales y estimular la circulación.

1   Estire los brazos a los costados de la persona que va a masajear, con la palma hacia arriba. Ponga su mano izquierda en la parte interior del codo y levántelo unos 5 cm para ver la ubicación del omóplato.

2   Ponga la palma de su mano derecha estirada sobre la parte superior del brazo a la altura del hombro, de tal forma que sus dedos apunten hacia el hombro. Levante los dedos ligeramente y dé masaje con la palma de la mano hacia la parte superior del hombro y hacia el omóplato; deténgase a la altura de la axila.

3   Repita el masaje varias veces; presione con mayor fuerza cada vez.

ANTES DE LA SIGUIENTE técnica, pídale a la persona que está recibiendo el masaje que se ponga con el cuerpo recostado en decúbito supino (boca arriba).

▶ Masaje en todo el brazo para relajación

Para relajar los músculos al final del masaje y estimular todos los tejidos y las fibras del brazo, con el fin de que trabajen en conjunto para reducir las toxinas y la tensión, además de estimular la relajación, la regeneración y el alivio. Este masaje se debe hacer después de realizar todos los masajes del brazo.

1   Párese ligeramente apartado del cuerpo de la persona que va a recibir el masaje, a la altura de la cadera y de frente al ángulo del cuerpo viendo directamente hacia el hombro.

2   Con ambas manos, tome los lados de la muñeca y mano y levante el brazo unos 10 cm, de tal forma que el codo y la parte superior del brazo queden apoyados y el hombro no se levante de la superficie.

3   Con los dos brazos juntos, haga movimientos ligeros, relajados y controlados hacia arriba y hacia abajo para masajear todo el brazo; comience con movimientos grandes y después hágalos más pequeños cada vez hasta cerrar el espacio por completo.

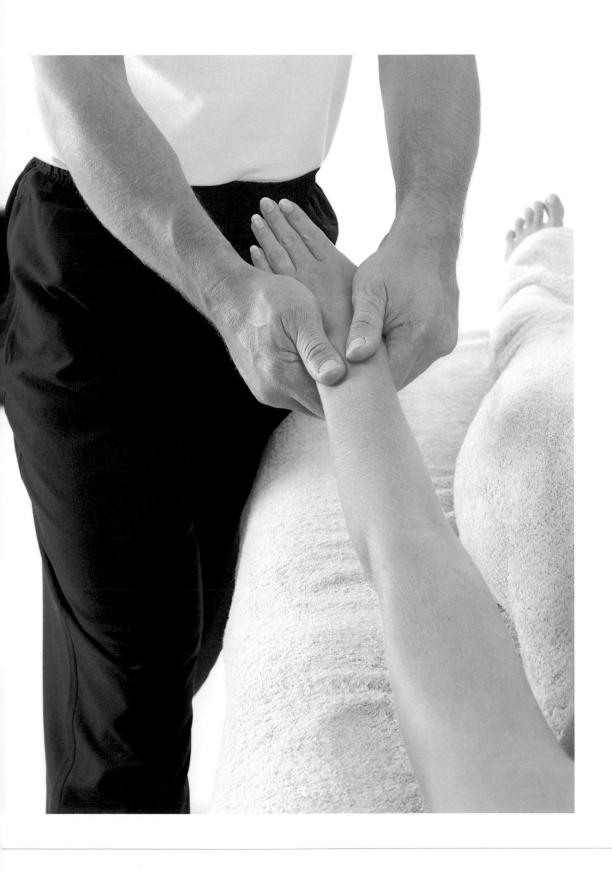

▼ Compresiones con deslizamiento para trabajar el muslo con dirección descendente

Para preparar los músculos de la parte frontal del muslo y masajear profundamente mediante el drenaje de la acumulación de linfa, fluidos y toxinas.

1   Colóquese a la mitad del muslo izquierdo viendo hacia la cabeza del paciente.
2   Con la palma hacia abajo, coloque ambas manos en la parte superior del muslo con los dedos ligeramente levantados y la mano derecha un poco más arriba que la izquierda.
3   Ejerza presión con el talón de su mano derecha, mantenga presionado durante algunos segundos y libere.
4   Repita el movimiento con la mano izquierda; después baje un poco la mano derecha y ejerza presión nuevamente. Presione y libere el muslo alternando las manos con dirección descendente para liberar la tensión.

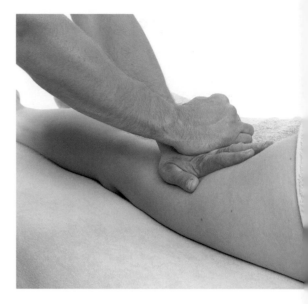

▲ Compresión en el muslo con el talón de la mano

Para drenar más toxinas, linfa y aliviar la tensión.

1   Coloque su mano izquierda con la palma hacia abajo, con los dedos levantados, en el centro del muslo, 5 cm debajo de la ingle.
2   Coloque la mano derecha encima de la izquierda, de tal forma que el talón de la mano derecha esté directamente encima del talón de la izquierda.
3   Procure que sus muñecas no se muevan.
4   Dé un masaje profundo de aproximadamente 7.5 cm de longitud con los talones de sus manos para ejercer presión con dirección ascendente.
5   Baje sus manos 15 cm y dé otro masaje, con la misma longitud que el primero y termine donde comenzó el primero.
6   Continúe trabajando el muslo con dirección descendente, con masajes profundos de aproximadamente 7.5 cm de longitud y hacia abajo. Los movimientos no deben encimarse y deben terminar donde comenzó el anterior.
7   Una vez que llegue hasta el músculo blando en la parte superior de la rodilla, mueva las manos hacia la parte superior interna del muslo y repita los movimientos. Haga lo mismo en la parte exterior del muslo.

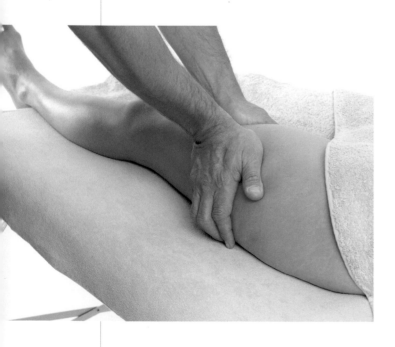

▼ Rozamiento del muslo I

Para estimular la circulación y el flujo
de la linfa de la pierna.

1   Colóquese a un lado de la rodilla
    izquierda viendo hacia la cabeza.
2   Coloque su mano izquierda sobre la parte
    carnosa del muslo en la parte superior
    de la rodilla, de tal forma que sus manos
    apunten con dirección a la cabeza y sus
    dedos pulgares queden a los costados de
    los dedos cerca de la rodilla.
3   Asuma la posición de estocada y coloque
    su mano derecha sobre la parte superior
    de su mano izquierda, ligeramente hacia
    atrás —más pegada a la rodilla de modo
    que los últimos dos dedos de la mano
    izquierda no queden cubiertos—.
4   Comience la estocada hacia delante con
    un solo movimiento ascendente desde la
    rodilla hacia la parte superior del muslo,
    ejerciendo presión con la parte lateral de
    su mano y permitiendo que su mano siga
    los contornos del muslo para maximizar
    el punto de contacto. Termine el masaje
    en la parte superior del muslo.

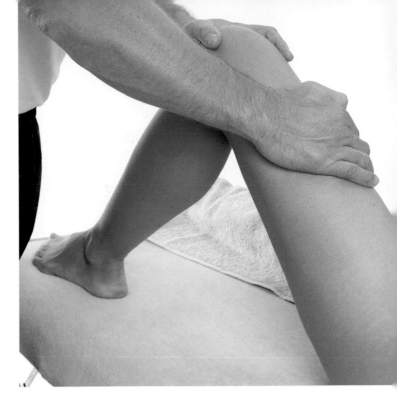

▲ Rozamiento del muslo II

Para liberar la tensión profunda
acumulada en los músculos del muslo.

1   Doble la rodilla y coloque el pie estirado
    sobre la cama de masaje o la superficie
    del suelo para estirar el músculo del
    muslo.
2   Sujete la pierna con su mano izquierda.
3   Con su mano derecha a lo largo del
    muslo, dé un masaje sencillo con
    dirección ascendente de la rodilla a la
    parte superior del muslo, ejerciendo
    presión con su mano derecha para seguir
    los contornos del muslo para maximizar
    el punto de contacto.
4   Termine el masaje en la parte superior
    del muslo con movimientos controlados.
5   Estire la pierna sobre la superficie, de tal
    forma que la rodilla también quede
    estirada o ligeramente doblada.

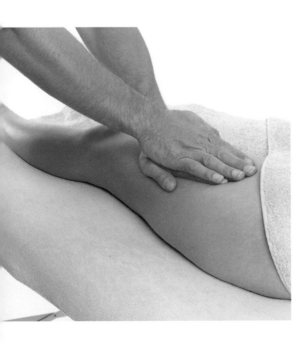

Consejo: Mientras realiza esta técnica, no toque
la rótula. Comience arriba de la rodilla y trabaje
suavemente con dirección ascendente.

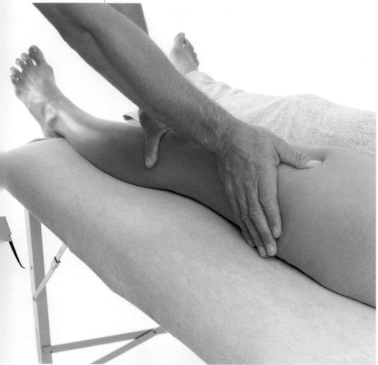

▼ Amasamiento del muslo

Para trabajar todo el muslo, estimular la circulación en los músculos y tejidos blandos, así como la regeneración de la piel y la liberación de la tensión.

1 Póngase frente al muslo derecho.
2 Acérquese y coloque las dos manos, una junto a la otra con la palma hacia abajo, en el muslo izquierdo, justo por encima de la rodilla —pero tenga cuidado de no tocarla—, de tal forma que sus dedos y los pulgares formen un triángulo abierto.
3 Alterne los dedos con los pulgares para amasar y mover hacia arriba del muslo, trabajando desde la rodilla hasta la cadera con dirección ascendente y hacia la parte exterior del muslo.

▲ Rozamiento profundo en el muslo

Para trabajar profundamente los músculos del muslo centrándose en áreas específicas para la circulación y regeneración.

1 Coloque su mano derecha en el muslo, justo arriba de la rodilla, de tal forma que los dedos apunten hacia abajo por la parte exterior del muslo y el pulgar quede en la parte superior del muslo apuntando hacia la cabeza.
2 Haga un masaje profundo con dirección ascendente en línea recta, continuando hacia el centro del muslo desde la rodilla y hacia la cadera. Use los dedos para guiar el movimiento.
3 Repita el movimiento desde arriba de la rodilla unas cuatro veces: dos en la parte interior del muslo y después dos más en su parte exterior. No repita el masaje en la misma área del muslo.

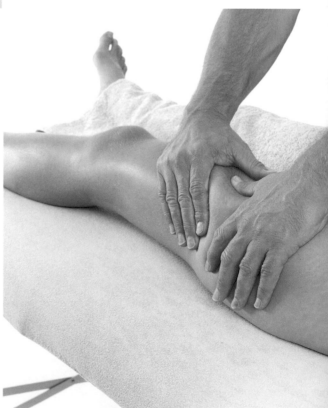

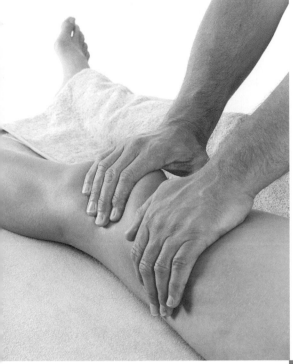

▼ Rozamiento del tobillo a la rodilla

Para estimular el flujo de la linfa, incrementar la circulación y liberar la tensión.

1   Colóquese a la mitad de la espinilla izquierda.
2   Coloque su mano izquierda en la parte inferior de la espinilla, justo arriba del tobillo pero sin tocarlo; la parte lateral de la mano debe apuntar hacia la cabeza y el dedo pulgar debe quedar en los lados, cerca del pie.
3   Con el talón de su mano derecha, embista con dirección ascendente para masajear una sola vez desde el tobillo hasta la rodilla. Llegue hasta debajo de la rodilla sin tocar la rótula.
4   Repita el masaje varias veces, moviéndose hacia el exterior e interior de la espinilla.

▲ Deslizamiento transversal en los ligamentos de la rodilla

Para trabajar los ligamentos de la rodilla, los cuales se pueden tensar, y para liberar la rigidez del centro de la pierna.

1   Acérquese y con su mano izquierda forme una especie de gancho con los dedos, en la parte inferior del muslo arriba de la rodilla.
2   Coloque la palma de su mano derecha en la parte superior de la mano izquierda y ponga firmes las muñecas, los brazos y los hombros.
3   Jale con la mano izquierda mientras ejerce presión a través de la palma con la mano derecha para estirar los ligamentos de la rodilla debajo de sus dedos; trabaje el área en forma de arco para terminar en la parte superior del muslo aproximadamente unos 5 cm más arriba de donde empezó.
4   Muévase unos 5 cm hacia arriba de la pierna y repita el amasamiento de forma paralela al primer movimiento; continúe moviéndose hacia arriba y repita el masaje hasta que llegue a la parte superior del muslo.

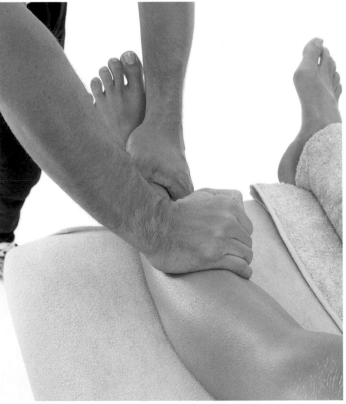

▼ LTB en la espinilla

Para centrarse en áreas específicas de los músculos de la espinilla con el fin de liberar el estrés y la tensión y de estimular la flexibilidad.

1   Con la mano izquierda, flexione el pie de tal forma que los dedos de los pies apunten hacia el techo y su palma de la mano sujete la planta del pie.
2   Con su dedo pulgar derecho presione en el centro del músculo que corre hacia abajo por la parte frontal de la espinilla, justo en la parte lateral del hueso, y ponga el dedo pulgar en posición firme. Después muévase con dirección ascendente hacia la rodilla mientras sigue ejerciendo presión.
3   Utilice la mano izquierda para mantener el pie en un punto, mientras que el pulgar derecho masajea para incrementar el estiramiento.
4   Repita varias veces el masaje en el músculo; no ejerza presión dos veces en la misma área.

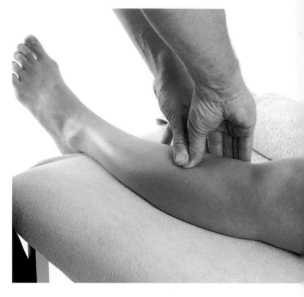

▲ Deslizamiento transversal en la parte frontal de la espinilla

Para trabajar a profundidad los músculos de la parte frontal de la espinilla, los cuales están propensos a tensarse y para liberar la acumulación fibrosa y separarla de tejidos que están alrededor con el fin de eliminar las toxinas.

1   Coloque sus dedos pulgares de tal forma que apunten hacia usted a un lado del hueso de la espinilla en el músculo que corre hacia arriba a lo largo de la espinilla, justo debajo de la rodilla. Sus dedos deben estar apuntando hacia abajo por el interior de la parte baja de la pierna.
2   Deje caer su peso corporal y dé un masaje sencillo presionando hacia usted; jale la espinilla directamente como si la desprendiera de la tibia. Detenga el masaje cuando sienta que sus pulgares van a soltar la orilla de la espinilla.
3   Mueva sus dedos hacia abajo unos 5 cm y repita el deslizamiento; dé el masaje hacia el tobillo hasta que haya cubierto toda la espinilla.

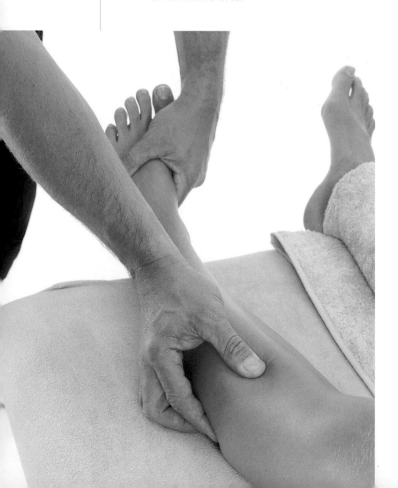

▼ Deslizamiento en la parte frontal del pie

Para trabajar los músculos, los ligamentos y los tendones del pie para estirarlos y liberar la tensión.

1. Colóquese a la altura del pie izquierdo viendo hacia la cabeza de la persona que va a masajear.
2. Tome el tobillo con su mano derecha de tal forma que los pulgares queden en la parte superior del pie y los demás dedos y la palma sujeten la planta del pie. Con la mano izquierda sostenga firmemente la espinilla.
3. Mantenga en posición firme las muñecas, los brazos y los hombros; inclínese un poco hacia atrás firmemente sobre sus pies al mismo tiempo que presiona en posición ascendente con los pulgares, de tal forma que su mano derecha estira el pie a los lados mientras que la izquierda lo hace a lo largo.
4. Repita varias veces para estirar los ligamentos y los tendones del pie.

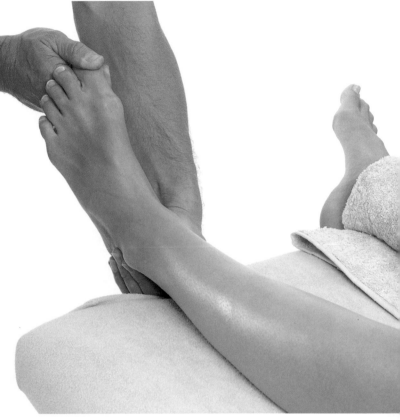

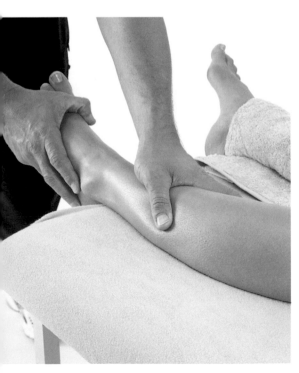

▲ Estiramiento de los dedos de los pies

Para trabajar los dedos de los pies para la estimulación nerviosa con el fin de estimular el equilibrio y la regeneración de la piel.

1. Con la mano izquierda sujete el pie izquierdo de la parte del talón, levantándolo unos 5 cm.
2. Coloque el pulgar derecho en la parte superior de la base del dedo pequeño y ponga el dedo índice por debajo del dedo pequeño a la altura de la base posterior.
3. Lenta y suavemente jale el dedo del pie hacia usted; use el dedo índice como pivote y el pulgar para estirar el.dedo del pie desde la parte superior.
4. Repita el masaje en cada dedo.

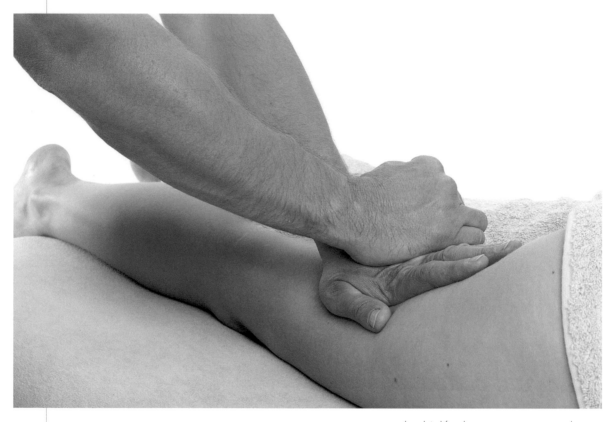

ANTES DE COMENZAR LAS SIGUIENTES TÉCNICAS, pídale a la persona que está masajeando que se ponga boca abajo, de tal forma que el cuerpo esté recostado en decúbito prono (viendo hacia el piso).

▲ Masaje descendente en los ligamentos de la corva con el talón de la mano

1 Colóquese junto al muslo izquierdo viendo hacia la cabeza.
2 Coloque la palma de su mano izquierda en el centro del muslo, 5 cm debajo de la parte inferior, con los dedos ligeramente levantados.
3 Coloque la mano derecha en la parte superior de la izquierda, de tal forma que el talón de la mano derecha esté justamente encima del talón de la izquierda.
4 Coloque con firmeza las muñecas juntas. Dé un masaje profundo de aproximadamente 7.5 cm de longitud

usando el talón de sus manos para ejercer presión en dirección ascendente.
5 Recorra las manos hacia abajo 15 cm y dé otro masaje (este masaje debe abarcar la misma longitud que el primero y debe terminar donde comenzó el primero).
6 Continúe trabajando el muslo de la misma forma y en dirección descendente, presionando en forma ascendente pero trabajando hacia abajo para drenar la linfa, con masajes profundos de aproximadamente 7.5 cm de longitud en toda el área.
7 Detenga las compresiones ANTES de llegar al triángulo blando que está atrás y encima de la rodilla (que es donde se ubica la arteria de la pierna y que nunca se debe masajear).
8 Coloque sus manos en la parte superior interna del muslo y haga nuevamente el masaje. Repítalo también en la parte externa del muslo.

> **Consejo:** Después del primer masaje con sus manos, puede repetir el masaje con el antebrazo. Acérquese al cuerpo de la persona que está masajeando, de tal forma que su hombro quede sobre la pierna. Doble su codo justo debajo de su hombro, detenga su muñeca izquierda con la mano derecha y dé el masaje ascendente con su antebrazo.

▼ Rozamiento de los ligamentos de la corva I

1 Párese a un lado de la rodilla izquierda viendo hacia la cabeza de la persona que va a masajear.

2 Coloque su mano izquierda con la palma hacia abajo sobre la parte superior de los ligamentos de la corva (evite masajear el triángulo blando carnoso en la parte posterior de la rodilla donde se ubica la arteria principal de la pierna). Coloque la mano a los lados de tal forma que el dedo pulgar quede cerca de la rodilla y cúbrala con la mano izquierda.

3 Si está masajeando en una cama de masaje, mueva una de sus piernas hacia delante para embestir sobre una base estable y en posición ascendente con un masaje hacia el muslo y la cabeza.

▼ Leva y eje de los ligamentos de la corva

1 Forme una especie de puño con la mano izquierda. Colóquelo con los nudillos hacia abajo sobre la parte posterior del muslo, 7.5 cm debajo de los glúteos.

2 Coloque el dedo pulgar de la mano derecha dentro del puño izquierdo y la palma de la mano derecha extendida sobre la parte exterior del muslo con los dedos apuntando hacia la cabeza.

3 Use la mano derecha como guía y el puño izquierdo para ejercer presión; dé masajes pequeños con dirección ascendente hacia la cabeza.

4 Al final del masaje baje las manos unos 15 cm sobre el muslo y repita el movimiento; continúe hacia abajo del muslo. Deténgase antes de llegar al triángulo blando en la parte posterior de la rodilla.

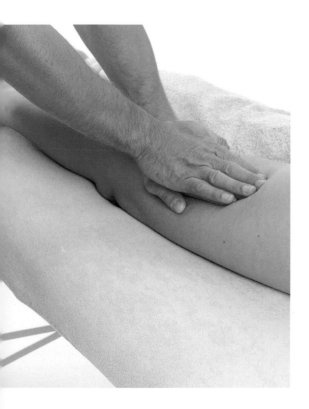
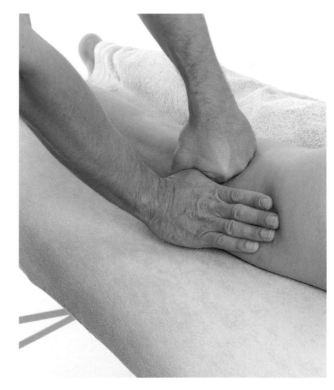

▼ Rozamiento de los ligamentos de la corva II

1 Coloque su pulgar izquierdo en la parte inferior de los ligamentos de la corva (evite masajear el triángulo blando carnoso en la parte posterior de la rodilla) y cúbrala con el dedo pulgar derecho.

2 Mueva una de sus piernas hacia delante para embestir sobre una base estable y en posición ascendente con un masaje profundo con el dedo pulgar hacia el muslo y la cabeza.

3 Repita varias veces hacia los lados izquierdo y derecho del masaje original y tenga cuidado de no cubrir la misma área dos veces.

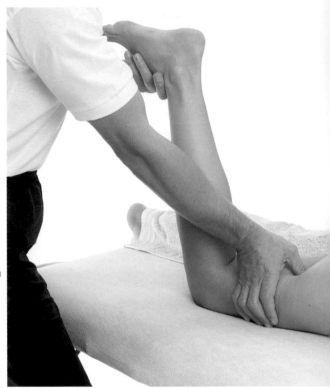

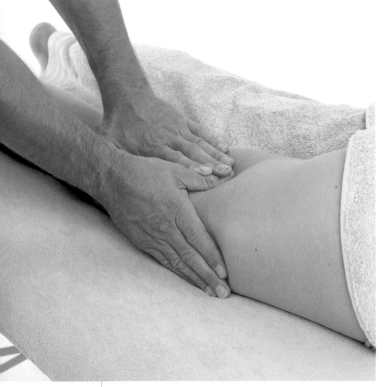

▲ LTB en los ligamentos de la corva

1 Colóquese a la altura de los ligamentos de la corva viendo hacia los pies.

2 Con su mano izquierda, levante el pie de tal forma que la rodilla se doble y el pie apunte directamente hacia el techo.

3 Coloque el dedo pulgar derecho en el músculo de los ligamentos de la corva casi a la mitad de la pierna y lleve el pulgar hacia atrás con dirección a la cabeza unos 5 cm para estirar el músculo.

4 Use su mano izquierda para controlar; lentamente baje el pie de tal forma que la rodilla se enderece y los ligamentos de la corva se estiren.

5 Repita varias veces; trabaje todo el muslo pero tenga cuidado de evitar tocar el triángulo blando carnoso que está encima de la parte posterior de la rodilla.

▼ Compresiones con deslizamiento en la pantorrilla

1. Colóquese a la altura de la pantorrilla izquierda viendo hacia la cabeza.
2. Coloque las dos manos con la palma hacia abajo en la parte superior de la pantorrilla y debajo de la rodilla, con los dedos ligeramente levantados y con la mano derecha un poco más arriba que la izquierda.
3. Presione con el talón de su mano derecha; mantenga la presión durante unos segundos y suelte suavemente.
4. Repita con la mano izquierda y después recorra hacia abajo la mano derecha y repita el movimiento; presione y suelte alternando las manos; trabaje toda el área con dirección descendente desde la pantorrilla hasta el tobillo.

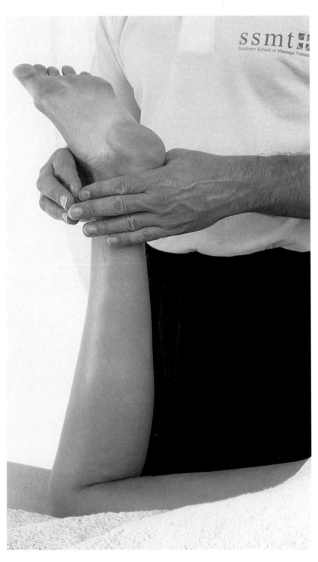

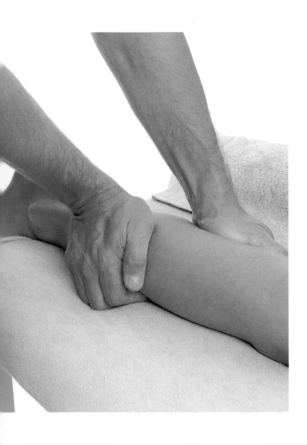

▲ Vibraciones en la parte lateral de la pantorrilla

1. Colóquese a la altura de la rodilla y levante el pie, doblando la rodilla de tal forma que el pie apunte hacia el techo.
2. Utilice las dos manos para formar un círculo holgado colocando los dedos y los pulgares alrededor del tobillo y deje que el pie se balancee en este círculo para que el músculo de la pantorrilla vibre suavemente.

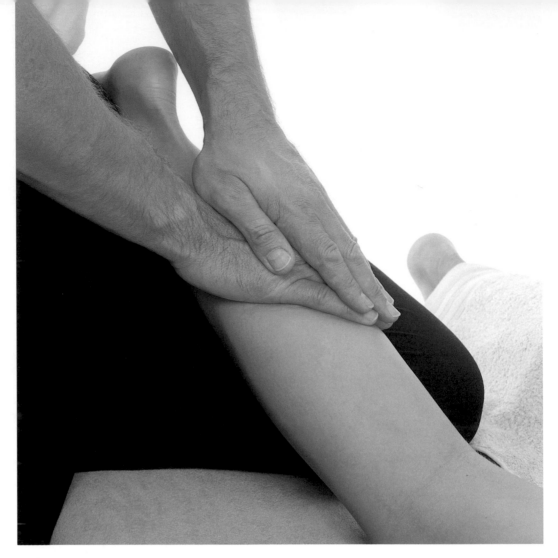

▲ Rozamiento de la pantorrilla I

1 Colóquese a la altura de la pantorrilla derecha viendo hacia la cabeza. Acomode la pierna de tal forma que la rodilla esté doblada y la pantorrilla esté recargada en su rodilla, en una toalla o en un cojín —el pie debe estar en una posición más alta que la rodilla y la cadera.

2 Coloque la mano derecha sobre la pantorrilla a la altura del tobillo (la parte exterior de la mano debe estar apuntando hacia la rodilla) y cúbrala con la mano izquierda.

3 Con firmeza dé un masaje ascendente desde el tobillo hasta la rodilla; termine el masaje en la parte interior de la rodilla.

Rozamiento de la pantorrilla II

1 Coloque su dedo pulgar izquierdo justo por arriba del tobillo con la parte exterior de la mano apuntando hacia la rodilla. Cubra el dedo pulgar con su mano derecha de tal forma que los dedos anular y meñique de la mano izquierda no queden cubiertos.

2 Dé un masaje firme ascendente en la pantorrilla desde el tobillo hasta la rodilla; termine el masaje en la parte interior de la rodilla.

▶ Rozamiento de la planta del pie

1 Párese a la altura del pie derecho.
2 Coloque los dos dedos pulgares en la planta del pie a la altura de los dedos del pie y sostenga la parte lateral baja con las palmas y los dedos de las manos.
3 Dé un masaje descendente profundo con los dedos pulgares desde los dedos del pie hacia el talón.

▼ Amasamiento con los nudillos en la planta del pie

1 Sujete la parte frontal del pie con la mano izquierda y después con la mano derecha forme una especie de puño holgado y colóquela en la planta del pie.
2 Con los nudillos, amase la planta del pie; trabaje el área desde el talón hasta los dedos del pie.

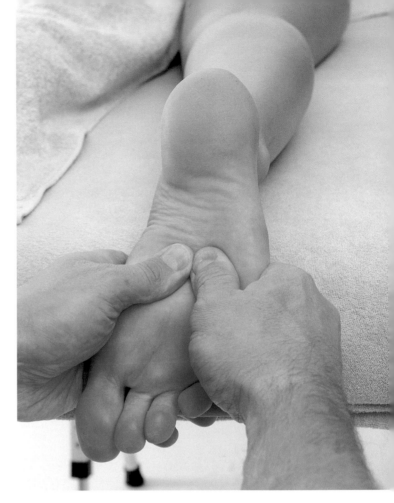

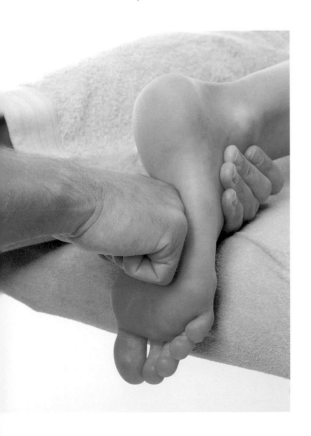

Vibraciones de relajación en la pierna completa

1 Sostenga el pie con una mano debajo del talón y la otra en la parte superior del pie.
2 Ajuste ligeramente la posición de sus manos y colóquelas de tal forma que mantenga el pie seguro a la altura del tobillo para que no haya posibilidad de torcerlo.
3 Agite sus manos con suavidad hacia arriba y hacia abajo para producir vibraciones ascendentes en toda la pierna.
4 Repita con un movimiento de lado a lado de las manos para una relajación total.

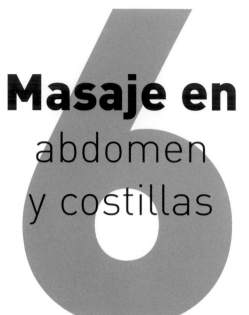

Masaje en
abdomen
y costillas

El punto medio de nuestro cuerpo es la llave para muchos de nuestros procesos vitales. Con frecuencia, ésta es la zona que responde a situaciones de estrés en nuestra vida, así que mantener el torso en tensión puede provocar problemas de digestión y de otros procesos vitales. En el abdomen no sólo se encuentra el aparato digestivo, el cual absorbe los nutrientes, la energía de los alimentos y el agua que consumimos, sino que también se encuentran los riñones, el hígado, el bazo y, en las mujeres, los órganos reproductivos.

El masaje estimula la circulación y remueve las oclusiones y toxinas del tejido blando abdominal; asimismo, contribuye a que el intestino funcione de forma eficaz al ayudarle a poner en movimiento su contenido. Este capítulo muestra cómo masajear el abdomen para disminuir los problemas de digestión, desaparecer la tensión muscular, eliminar los problemas de respiración y la rigidez de las costillas. Trabajar con las técnicas de principio a fin tomará alrededor de 15 minutos.

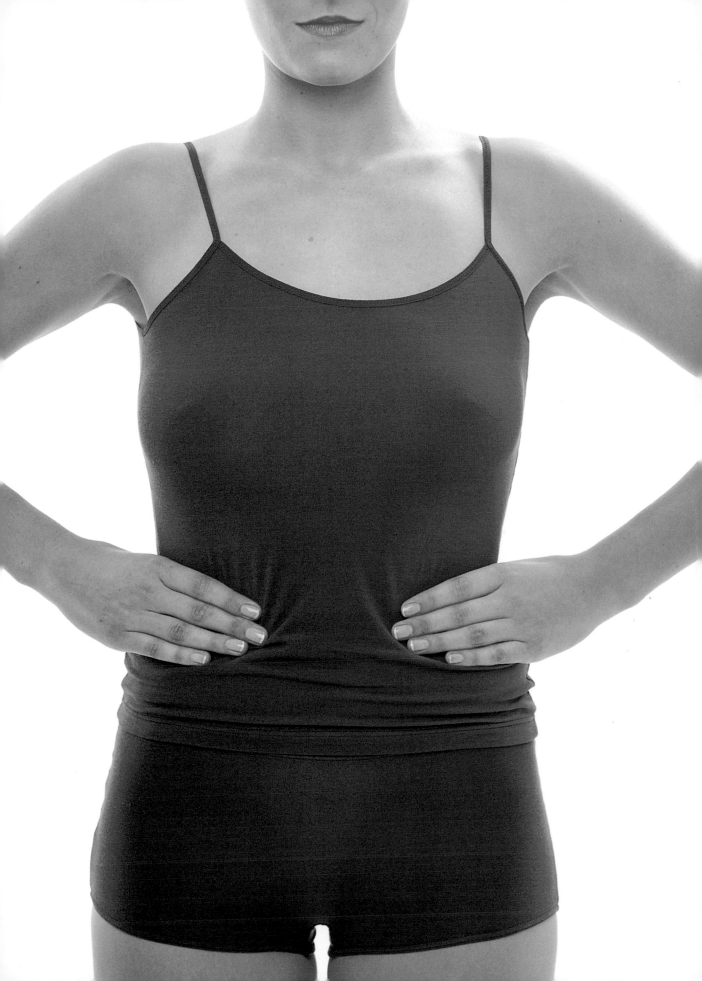

Anatomía básica

La cavidad abdominal comprende muchas más partes del cuerpo que simplemente el estómago. El hígado, los riñones, los órganos reproductivos y la parte media baja del tracto digestivo se encuentran de forma segura en esta parte del cuerpo, por lo que el masaje puede ser muy benéfico para la salud y el bienestar en general.

El aparato digestivo

Los alimentos se deshacen de tal forma que sean fáciles de digerir en el estómago y después pasan al intestino delgado, donde se absorben los nutrientes y la energía. El intestino delgado está

ABAJO: **Note la posición de los órganos internos, el diafragma y el colon en el abdomen al momento de masajear.**

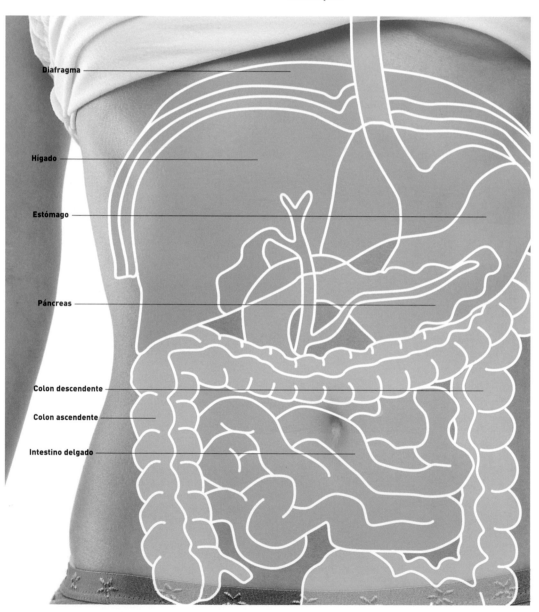

Diafragma

Hígado

Estómago

Páncreas

Colon descendente

Colon ascendente

Intestino delgado

compuesto de un tracto en forma de tubo que va desde las costillas hasta el abdomen bajo en filas serpenteadas. Los alimentos bajan por aquí hasta llegar al final, cerca de la cadera del lado derecho. Después, pasan al intestino grueso, en donde se lleva a cabo la mayor parte de la absorción de agua. El intestino grueso se compone de tres partes principales: un brazo descendente que pasa por el lado derecho del cuerpo desde la parte frontal de la cadera hacia la caja torácica que desciende por el lado izquierdo y termina arriba de la cadera de ese mismo lado y se vacía en el recto.

Los alimentos pasan por todas las partes del intestino a través de un movimiento llamado peristaltismo, el cual es una contracción del músculo circular de la pared del vaso sanguíneo. En algunas secciones, como el brazo ascendente

NOTA

Es muy importante que el masaje nunca vaya en dirección opuesta al movimiento de los alimentos a través del intestino, ya que esto podría provocar bloqueo, acumulación de toxinas y problemas digestivos. Los movimientos del masaje deben ir desde la cadera del lado derecho hacia las costillas, a lo largo y en forma descendente del lado izquierdo, siguiendo la dirección del colon grueso. Nunca se debe ejercer demasiada fuerza en el masaje abdominal, pues se podrían lastimar órganos importantes debajo de la piel: el masaje debe ser firme, pero suave y, por supuesto, nunca debe causar dolor o malestar.

del colon grueso, la actividad de este músculo está hecha en sentido opuesto a la gravedad. El masaje en estas áreas puede ayudar a incrementar la eficiencia de los procesos digestivos.

Las costillas y el diafragma

Las costillas y los músculos internos de los costados que les permiten moverse entre sí, son vitales para un funcionamiento eficaz del organismo. Cuando inhalamos, el diafragma —una membrana dura pero delgada de material fibroso que yace debajo de la caja torácica— ejerce fuerza hacia abajo en la cavidad abdominal y la caja torácica se expande, lo cual empuja el aire oxigenado a los pulmones. Cuando exhalamos, las costillas regresan a su sitio, el diafragma se acomoda en el pecho y el aire que está en los pulmones se expulsa. Los problemas de respiración pueden debilitar el organismo y ser molestos, pero el masaje en los músculos internos de los costados y la parte inferior de la caja torácica ayuda a liberar la acumulación de tensión y toxinas que pueden dificultar la respiración. Los masajes suaves también hacen que la respiración sea más profunda y alientan la relajación.

Encontrar la posición correcta

La posición para el masaje en el abdomen es diferente a la de otros tipos de masaje porque es importante que los músculos abdominales estén relajados y no estén estirados. Algunas veces, cuando nos recostamos boca arriba, el abdomen puede estar estirado, lo que hace que estemos en una posición incómoda y disminuya la eficacia del masaje. Para asegurarse de que el abdomen está perfectamente relajado, la persona que reciba el masaje deberá recostarse boca arriba mirando hacia el techo, con una almohada debajo de la cabeza para levantarla ligeramente (pero de tal forma que el cuello esté derecho). Se debe colocar otra almohada debajo de las rodillas para que las piernas estén ligeramente dobladas a la altura de la cadera y la curva de la espalda baja esté tocando justo el suelo. Esto debe liberar los músculos abdominales de cualquier esfuerzo, lo que permitirá que estén relajados.

A diferencia de las técnicas para espalda, cuello, hombros, brazos y piernas, los masajes en el abdomen cubren toda el área, por lo que no hay necesidad de repetirlos en ambos lados.

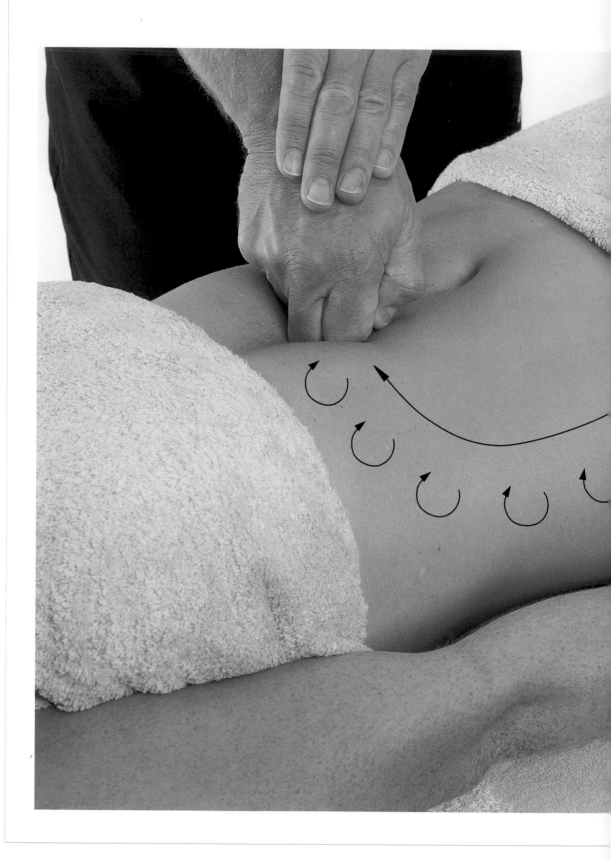

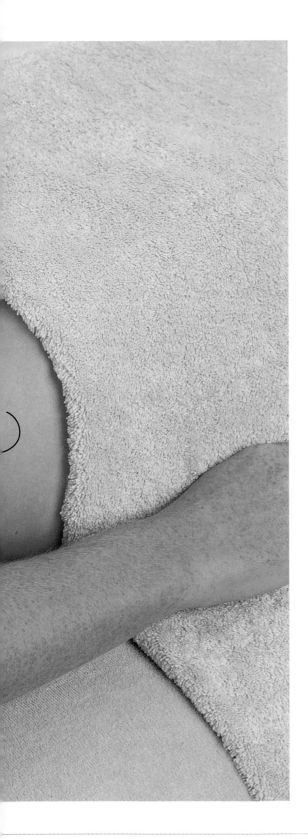

ANTES DE LAS SIGUIENTES técnicas, asegúrese de que la persona que recibirá el masaje esté acostada boca arriba.

◀ Movimientos circulares en el sentido de las manecillas del reloj

1   Póngase a la altura del abdomen, de frente a la cabeza de la persona que va a recibir el masaje.

2   Ponga su mano derecha ligeramente sobre el abdomen justo arriba de la cadera del lado derecho y cierre el puño sin ejercer fuerza para que los nudillos estén en contacto con la piel.

3   Cuidando que no presione muy fuerte, haga movimientos circulares ascendentes con el puño en el sentido de las manecillas del reloj, comenzando a la altura de la cadera del lado derecho y terminando arriba de la posición en donde empezó el círculo.

4   Muévase hacia la cabeza alrededor de 5 cm y repita el movimiento circular (recuerde seguir el sentido de las manecillas del reloj).

5   Haga movimientos lentos y suaves desde el lado derecho del abdomen hacia la parte inferior de la caja torácica, a lo largo de la parte baja de la caja torácica y en dirección descendente hacia el lado izquierdo del abdomen, hacia la cadera del lado izquierdo, para terminar justo arriba de la cadera del lado izquierdo, a la altura de la posición inicial.

Consejo: Esto ayuda a limpiar el tracto digestivo, por lo que es importante que los movimientos sean en el sentido de las manecillas del reloj y desde la cadera del lado derecho hacia arriba y alrededor hasta la cadera del lado izquierdo, siguiendo la dirección del intestino. Este movimiento debe hacerse antes de cualquier otro masaje en el abdomen.

▼ Rozamiento alternando ambas manos

1. Póngase frente al lado izquierdo del abdomen de la persona que va a recibir el masaje.
2. Ponga las dos manos con las palmas hacia abajo en el abdomen, a la altura de la cadera del lado derecho y de modo que los dedos toquen la piel.
3. Con los dedos de la mano izquierda, para ejercer un poco de presión, haga una especie de "ene" en dirección opuesta al sentido de las manecillas del reloj yendo hacia la caja torácica del lado derecho.
4. Continúe con el masaje hacia el lado derecho y trabaje el área que está alrededor de la caja torácica y baje hacia la cadera del lado izquierdo, sin dejar de ejercer un poco de presión con los dedos.

▼ Movimientos profundos alrededor de la parte inferior de las costillas

1. Ponga la mano derecha con la palma hacia abajo en la parte superior del abdomen debajo de la caja torácica, de tal modo que pueda sentir los huesos en la parte inferior de la caja torácica con la parte lateral de sus dedos. Encima de la mano derecha ponga la mano izquierda.
2. A lo largo y justo debajo de la parte inferior del lado derecho de la caja torácica, haga movimientos profundos hacia el lado izquierdo del cuerpo, usando la parte inferior de la caja torácica como guía.

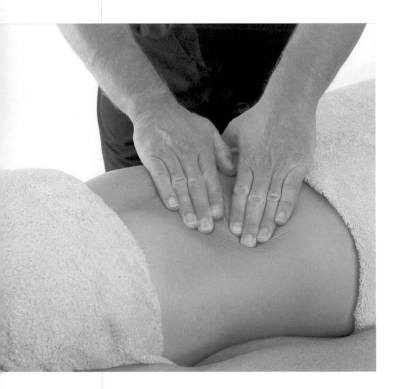

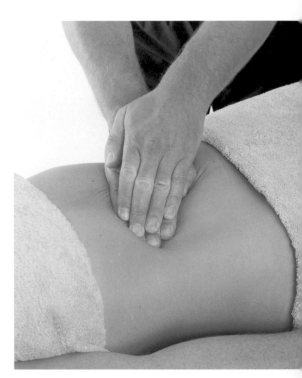

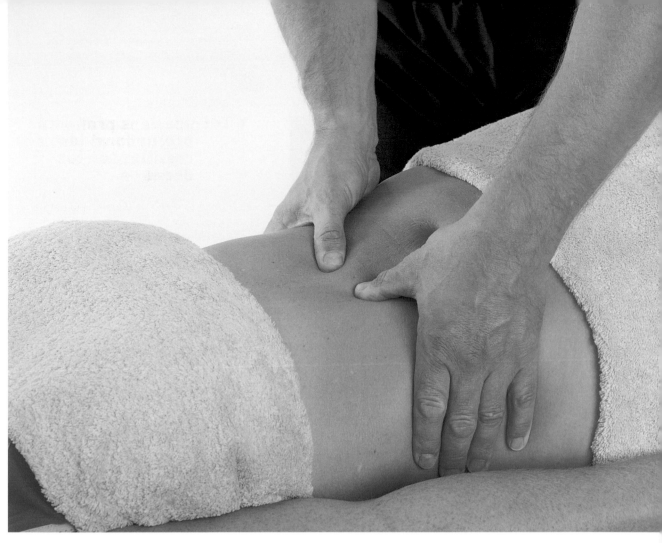

▲ Compresión abdominal interactiva

1   Párese a la altura de la cadera del lado izquierdo, de frente a la cabeza de la persona que va a recibir el masaje.

2   Coloque la mano izquierda alrededor del costado del cuerpo por encima de la cadera de modo que los dedos apunten hacia abajo y el dedo pulgar quede en la parte superior de los músculos del abdomen (de forma que se abarquen entre 5 y 7.5 cm desde el costado hasta el abdomen). Ponga la mano derecha en la misma posición, pero que abarque el lado derecho.

3   Dígale a la persona que está recibiendo el masaje que levante la cabeza, ejerciendo presión en los músculos del abdomen, de tal forma que su mirada se centre entre los pies pero sin retorcerse ni ejercer demasiada presión.

4   Presione los pulgares en los músculos del abdomen y después presione hacia arriba y mantenga esa posición.

5   Pida a la persona que está recibiendo el masaje que lleve su cabeza lentamente hacia atrás hasta que los músculos estén relajados por completo.

6   Quite los pulgares, posicione las manos un poco más arriba sobre el abdomen y repita cuantas veces sea necesario hasta que llegue a la parte inferior de la caja torácica. Cerciórese de no masajear la misma área dos veces.

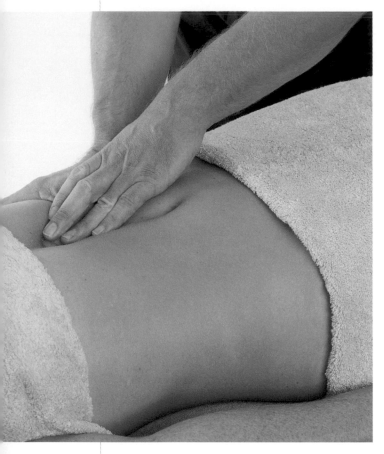

▼ Técnica de rozamiento profundo en las costillas con los dedos

1   Ponga la mano derecha en el lado derecho de las costillas, de tal modo que los dedos queden entre las costillas que están más abajo en el costado.
2   Ponga su mano izquierda encima de los dedos de la mano derecha y comience a masajear hacia el centro del pecho; los dedos deben permanecer entre las costillas.
3   Cuando llegue al centro del pecho, voltee la mano y continúe el masaje con los dedos llevando la palma hacia abajo con dirección al lado izquierdo (hacia su cuerpo).

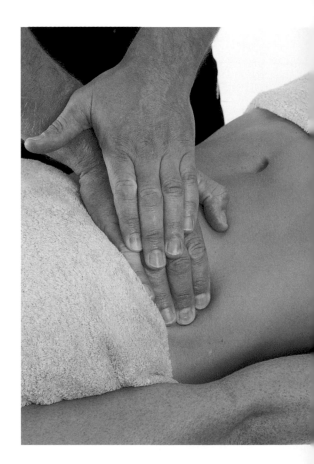

▲ LTB en el área del diafragma

1   Ponga el índice derecho a unos 10 cm del centro del pecho, justo debajo del hueso de la costilla que está más abajo. Coloque los dedos de la mano izquierda sobre el pulgar derecho.
2   Pida a la persona que respire profundamente y mientras exhala presione firmemente, pero no demasiado, de forma que el pulgar esté arriba y debajo de las costillas. Libere la presión mientras la persona termina de exhalar.
3   Repita dos veces más; pida a la persona que la exhalación sea más lenta cada vez.
4   Repita el masaje del otro lado.

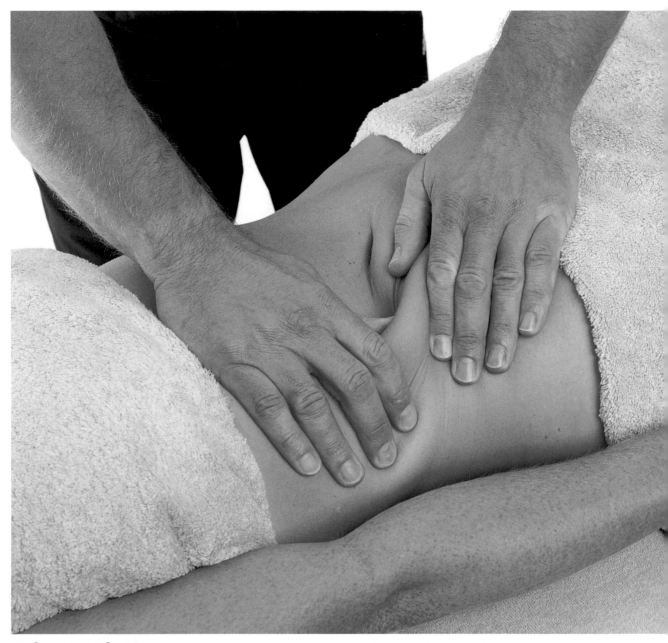

▲ Amasamiento en el abdomen

1. Colóquese a la altura de los músculos del abdomen en el lado opuesto a donde está usted. Ponga las manos extendidas sobre el abdomen de tal modo que los dedos apunten hacia abajo y los pulgares queden cerca uno del otro.

2. Dé el masaje apretando, como si estuviera amasando, de tal forma que el dedo pulgar y los cuatro restantes se junten para trabajar direcciones opuestas, alrededor de todo el costado del abdomen.

3. Ahora vaya hacia el lado opuesto del cuerpo y repita los pasos para masajear el otro lado del abdomen.

Técnicas de automasaje

7

No siempre es posible encontrar a un amigo, compañero o familiar diestro en masajes y dispuesto a hacerle uno. Sin embargo, eso no significa que usted mismo no pueda motivarse para obtener el bienestar, la relajación y la liberación de tensión que los masajes ofrecen. Este capítulo le enseñará cómo masajearse usted mismo para aminorar el estrés y tratar ciertas lesiones comunes y afecciones. Le proporciona consejos fáciles y rápidos para lidiar con problemas cotidianos, como el estrés, la mala postura y el dolor muscular; y molestias comunes, tales como problemas de respiración, dolores de cabeza, problemas digestivos y poca flexibilidad. Este capítulo de autotratamiento también le mostrará algunos puntos de acupresión fáciles de encontrar, a través de los cuales puede estimular su estado de ánimo, liberar tensión y combatir el insomnio.

En esta parte, el lado intuitivo del masaje es muy importante ya que usted aprenderá a escuchar a su cuerpo y a trabajar en áreas de tensión y estrés con sus propias manos, lo que le permitirá aminorar el dolor y el agotamiento.

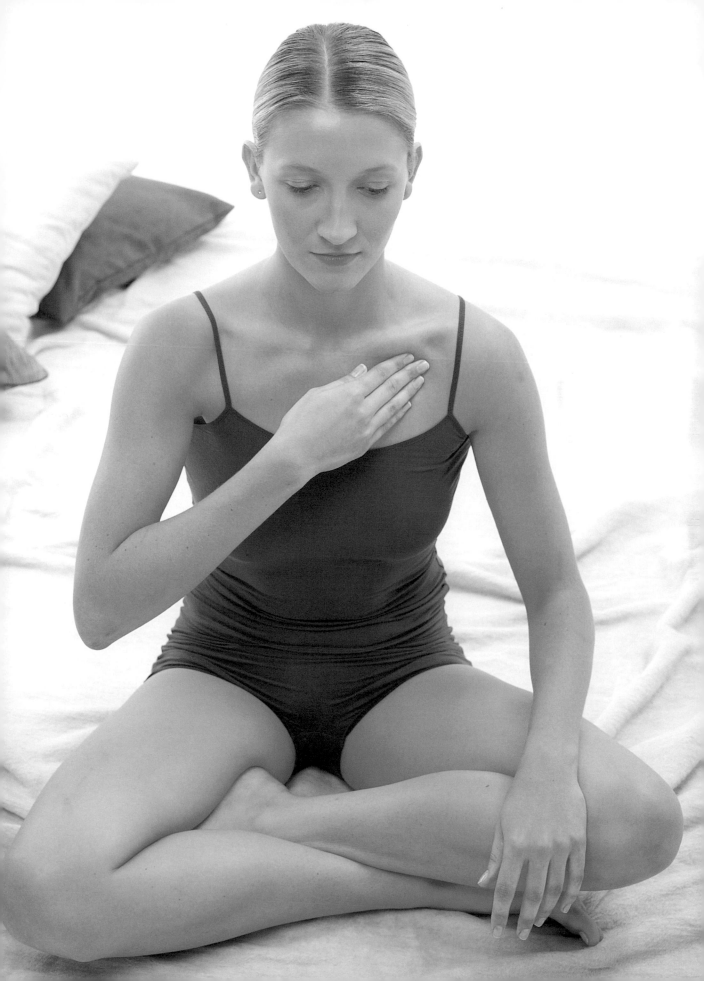

Preparación y herramientas

El masaje alivia, calma y relaja el cuerpo estresado, tenso y cansado, además de estimular la mente que ha trabajado demasiado, pero no recibimos masajes con demasiada frecuencia cuando más los necesitamos —en su escritorio, después de haber ido al gimnasio o en casa. La gran ventaja de aprender a curarse usted mismo con automasajes es que puede hacérselos en cualquier momento y en cualquier lugar. No necesita esperar a que le den una cita; sólo hágase un espacio de media hora y podrá cosechar los efectos benéficos del masaje cuando tenga la necesidad de uno.

Herramientas

Existe una variedad de herramientas para automasaje que pueden ayudarle a alcanzar áreas de su cuerpo que son difíciles para liberar la tensión por completo.

Pelotas chinas: Disponibles en tiendas orientales y en algunos centros de medicina alternativa. Las pelotas chinas de mano son una forma divertida de mantener dedos y manos flexibles. Para usarlas, sostenga dos pelotas en la palma de la mano y forme círculos entre ellas. Algunas versiones

ABAJO: **Las pelotas chinas se pueden hacer girar en la palma de las manos para aliviar el estrés y fomentar la flexibilidad.**

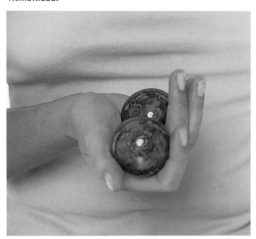

NOTAS

- Manténgase relajado, centrado y en calma. Los efectos benéficos del masaje disminuirán e, incluso, desaparecerán si durante este espacio individual se encuentra en un estado de desesperación y estrés.

- Antes de comenzar respire profundamente por lo menos tres veces, de forma pausada y lenta, con los ojos cerrados y concentrándose en cómo su masaje de autotratamiento beneficiará su estado físico y mental.

- No dé masaje ni ejerza presión si siente dolor en algún área.

- Recuerde evitar zonas peligrosas, como el área suave de los ojos, la parte lateral del cuello y el triángulo suave que se forma arriba de la rodilla en la parte posterior.

- Si está embarazada o cree que podría estarlo, tome conciencia de los posibles efectos del masaje y evite masajear el estómago y la espalda baja. También evite el uso de aceites de esencia.

- Asegúrese de que su ropa sea holgada y cómoda y de estar colocado de forma tal que le permita a su espalda tomar una posición neutral, con el cuello y la cabeza cómodos, apoyados y no torcidos o en mala posición (ver también página 26).

- Si mantiene los ojos cerrados durante el masaje, asegúrese de que no lo interrumpan —incluso si esto implica que tenga que cerrar la puerta con llave o desconectar el teléfono—.

- Lo más importante es que nunca se sienta culpable por tomarse unos cuantos minutos para estimular su estado físico y mental. Aprender a dar a su cuerpo y mente lo que necesitan le permite enfocarse, centrarse y ser eficiente al retomar sus actividades cotidianas.

tienen campanadas musicales para ayudar a relajar la mente.

Pelotas antiestrés de hule: Estas pelotas maleables se pueden apretar y moldear en las manos para trabajar los músculos y liberar la tensión.

Rodillos para masajes: Hay un tipo de rodillo para masajes que se adapta a los nudillos de la mano y tiene un rodillo especial o pelota para masajear puntos específicos del cuerpo. Se puede usar para masajear suave o profundamente áreas donde hay músculos como muslos, antebrazos y pantorrillas, pero se debe tener cuidado en áreas donde hay huesos y articulaciones.

Pelotas antiestrés con puntas: Las pelotas antiestrés suaves de hule con puntas pueden ayudarle a liberar la tensión en la espalda, cuello y hombros mediante presión suave y con relieves en los músculos. Son más eficaces si se recuesta en el piso y las coloca debajo de su espalda, cuello y hombros, desplazándose usted mismo hacia

Consejo: Para cada una de las técnicas de automasaje, usted deberá comenzar por colocarse en una posición relajada y cómoda que le permita a su cuerpo disfrutar el masaje y a su mente concentrarse en la actividad.

la parte superior de las pelotas de forma lenta y controlada para cubrir las áreas donde está el problema y liberar la tensión muscular. Estas pelotas también se pueden rodar debajo de los pies y entre las manos.

Rodillos para pies: Los rodillos para pies están designados para concentrarse en la tensión y el cansancio muscular de la planta de los pies. Siéntese en una silla con los pies en una superficie plana y deslícelos hacia delante y hacia atrás sobre el rodillo para aliviar el dolor y la rigidez.

ABAJO: **Los rodillos para manos y pies se pueden usar para concentrarse en áreas rígidas y adoloridas.**

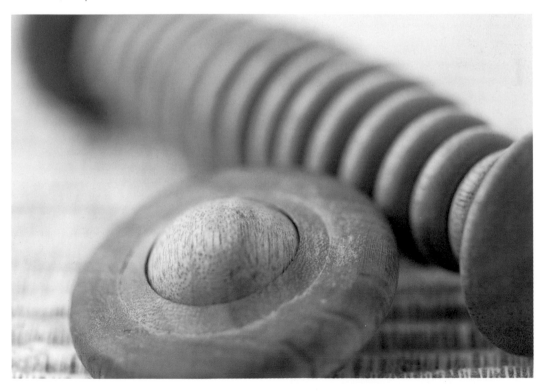

LAS SIGUIENTES TÉCNICAS ayudan a aliviar el dolor y la presión de dolores de cabeza, migrañas y problemas en los senos nasales.

▼ Masaje en las sienes

Para relajar los ojos, la frente y el cuero cabelludo, reduciendo el estrés y aliviando el dolor de cabeza por tensión.

1   Coloque los pulgares sobre las sienes. Deben estar en una posición cómoda entre la parte exterior de la ceja y el nacimiento del cabello.
2   Ejerza presión suavemente sobre las sienes y mueva las manos simultáneamente hacia las cejas con un movimiento circular, empezando desde el nacimiento del cabello hacia el ojo, cubra el área de la ceja y regrese hacia el nacimiento del cabello. Asegúrese de cubrir todo el espacio de la sien con los pulgares.
3   Continúe con los movimientos circulares durante por lo menos un minuto, con los ojos cerrados y concentrado en el alivio de la tensión en la frente y en los ojos.

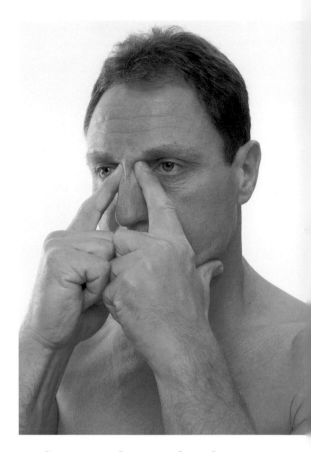

▲ Compresiones circulares en los senos

Calma y revitaliza los ojos cansados y estresados para reducir el dolor de cabeza y liberar la tensión.

1   Coloque los dedos índice en cada lado en la parte superior del puente de la nariz, el cual es el área donde se detienen los lentes.
2   Con presión suave, haga movimientos circulares en ambos lados; mantenga los ojos cerrados mientras hace esto.
3   Repita los movimientos circulares durante por lo menos un minuto.

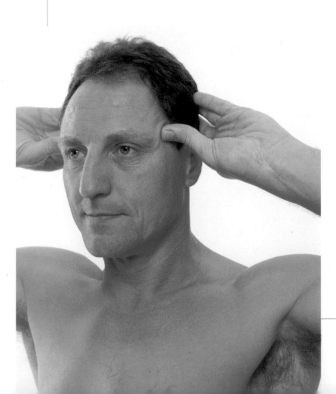

▼ Deslizamiento con compresión en el occipucio con los pulgares

1   Coloque los pulgares detrás de la parte inferior de las orejas, debajo del cráneo (el cual se sentirá alrededor de los pulgares) y acerque los otros dedos a la coronilla de la cabeza.

2   Siga la línea que se siente alrededor de la parte inferior del cráneo hacia la columna vertebral hasta llegar al área suave que está debajo del cráneo (casi 5 cm alrededor de la columna vertebral). A esta área se le llama occipucio.

3   Presione suavemente los pulgares en el occipucio y haga pequeños movimientos circulares hacia arriba y cerca de la columna vertebral y después hacia abajo cerca de las orejas.

4   Continúe con estas compresiones circulares en el occipucio durante por lo menos un minuto.

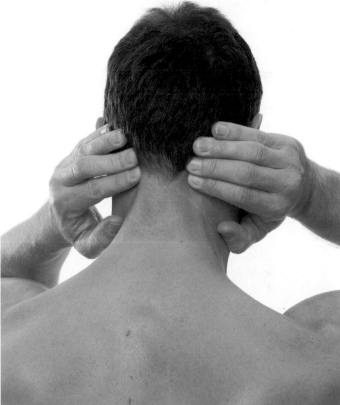

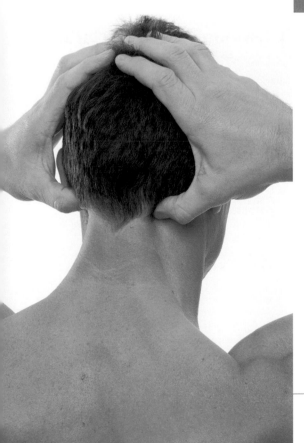

▲ Compresiones en el occipucio

1   Coloque la palma de las dos manos de forma que toquen la piel de la parte lateral del cuello, enconando las orejas, y ponga los dedos en la parte donde se encuentra el occipucio.

2   Ejerza presión en el occipucio con los dedos índice y medio, jalándolos a lo largo de la orilla de la columna vertebral y hacia las orejas. Las palmas de la mano deberán permanecer en la parte lateral del cuello.

3   Lleve la mandíbula hacia abajo y hacia adentro para que el cuello se estire mientras hace los movimientos con los dedos índice y medio.

4   Deje de jalar cuando los dedos hayan llegado al área que está detrás de las orejas y repita todo el movimiento varias veces.

consejo: La causa principal de los dolores de cabeza es la tensión y el estrés acumulados en la parte superior del cuello, donde se junta con el cráneo en la parte posterior de la cabeza, el occipucio. Este masaje libera la tensión para calmar el dolor y el estrés en esta área.

Masaje con hielos

Esta técnica está diseñada para reducir la inflamación y el dolor a través de la aplicación de hielo con un masaje tranquilizador. Siempre envuelva el hielo con una tela suave, ya que el frío podría causarle quemaduras en la piel.

1   Prepare una compresa envolviendo varios cubos de hielo en una toalla o una tela absorbente. Otra opción es comprar una compresa ya hecha.
2   Friccione la compresa de hielo suavemente en la parte posterior del cuello, la base del cráneo, así como la frente y las sienes, haciendo movimientos circulares lentos para aliviar la inflamación.
3   Nunca continúe el masaje por más de cinco minutos, que es el tiempo máximo para masajear con hielo esta área.

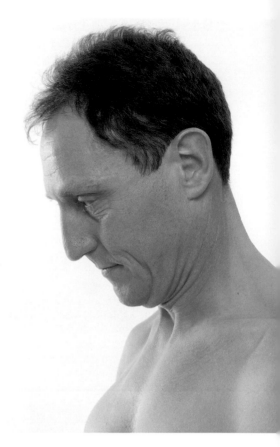

▲ Estiramiento de barbilla a pecho

Una forma sencilla de liberar la tensión almacenada en los músculos de la parte posterior del cuello que se puede realizar en cualquier lugar y a cualquier hora.

1   Lentamente baje la barbilla de forma que su mirada esté en dirección al piso, sin doblar o encorvar espalda, cuello u hombros.
2   Todavía mirando hacia el piso, lleve la barbilla hacia atrás, como si intentara meterla en la parte frontal del cuello, para formar una doble barbilla. Esto estira la parte posterior del cuello.
3   Libere la posición y vuelva a estirar varias veces; asegúrese de que sus hombros y espalda se mantengan derechos y de que meta bien la barbilla en la parte frontal del cuello.

▶ Estiramiento de orejas a hombros

Otro autoestiramiento sencillo pero muy efectivo para el cuello, para reducir la tensión y el estrés en los músculos.

1   Siéntese derecho con la espalda bien erguida con la cabeza mirando hacia al frente. A ésta posición se le llama neutral.

2   Lenta y suavemente deje que la cabeza vaya hacia un lado de manera que se junte con el hombro. En todo momento su mirada debe estar hacia al frente, por lo que no debe torcer la cabeza; siempre debe mirar directamente hacia al frente.

3   Mientras que su oreja baja en dirección al hombro, debe sentir cómo los músculos del otro lado del cuello se estiran. Mantenga la posición por lo menos 30 segundos antes de regresar lentamente la cabeza a la posición neutral.

4   Repita el movimiento hacia el otro lado.

La continuación de este estiramiento es mover la **cabeza ligeramente hacia delante hasta formar un ángulo para permitir que el estiramiento también llegue a la parte posterior del cuello:**

5   Comience en la posición neutral. Mueva su cara aproximadamente 45° a la derecha.

6   Con la cara firme, lleve la oreja derecha hacia la parte superior del hombro como los movimientos anteriores; sentirá el estiramiento alrededor de la parte posterior y en el lado izquierdo del cuello y en la parte superior del hombro. Mantenga la posición durante 30 segundos.

7   Repita el mismo movimiento con el lado izquierdo, lleve la oreja al hombro; recuerde sentarse derecho en la posición neutral en cada momento para evitar torcer el cuello.

consejo: Recuerde regresar siempre a la posición neutral entre estiramientos para asegurar que no está torciendo el cuello, ejerciendo demasiada presión o curvándolo.

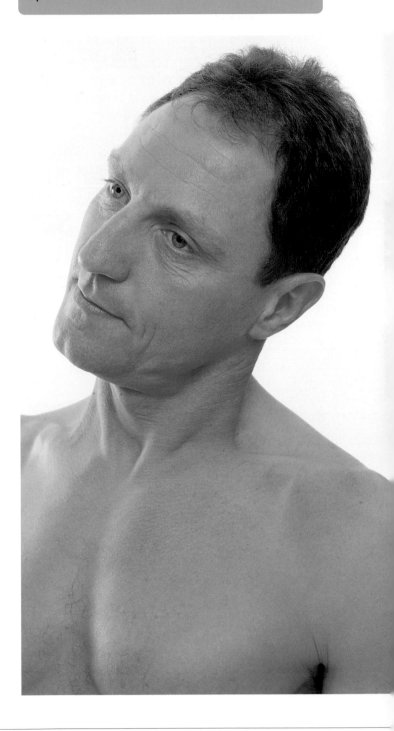

EL DOLOR DE ESPALDA BAJA puede ser muy doloroso y con frecuencia se debe a la mala postura o a largas hora de estar trabajando frente a un escritorio. Las siguientes técnicas pueden ayudarle a aliviar este problema.

▼ Estiramiento sentado con los brazos entre las piernas

Para liberar la tensión en la espalda baja:

1   Siéntese derecho en una silla, mirando hacia al frente con las rodillas separadas y con un espacio en frente de usted de por lo menos un metro.
2   Estire los brazos hacia el frente y lentamente inclínese hacia delante de modo que su cabeza quede entre sus rodillas y sus manos caigan hacia el piso.
3   Permanezca en esta posición de estiramiento durante varios segundos antes de regresar lentamente a la posición inicial.

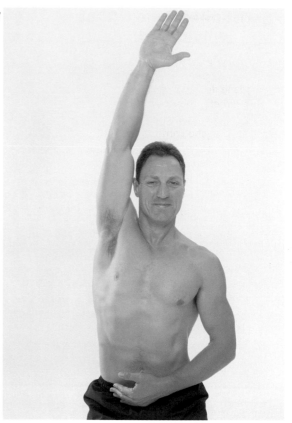

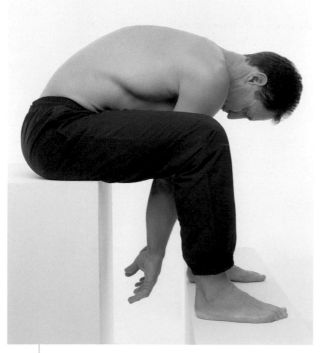

▲ Estiramiento lateral en posición sentada

Para liberar la tensión en las costillas, respire con calma y estimule la relajación; también estire la espalda baja alargando los espacios entre las vértebras.

1   Siéntese derecho en una silla, mirando hacia el frente a la altura de su barbilla.
2   Imagínese que tiene un pedazo de cuerda que pende del techo y que está atado a su hombro izquierdo. Levante su mano derecha y estírela hacia arriba; asegúrese de no torcer el cuello y trate de alcanzar lo más que pueda esta cuerda imaginaria.
3   Libere y regrese a la posición neutral y repita unas dos veces más y exhale mientras estira el brazo hacia arriba.
4   Repita el movimiento con el otro brazo.

▼ Automasaje de glúteos

Una técnica profunda para disminuir la tensión en la base de la espalda.

1   Póngase de pie en posición erguida y mire directamente hacia el frente, con los pies separados.
2   Estire el pecho como si estuviera siendo sostenido por un arnés imaginario (esto detiene la presión que se está ejerciendo en la espalda baja debido al encorvamiento).
3   Coloque sus manos en la cadera de modo que los pulgares den hacia los lados de la espalda baja donde se junta con los glúteos. Los demás dedos deben permanecer en la parte frontal del cuerpo.
4   Con movimientos circulares, dé un masaje a los músculos que están en la parte superior de los glúteos con los pulgares.

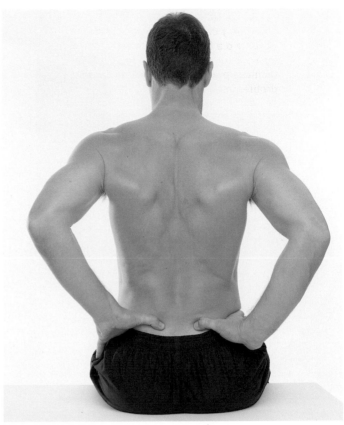

▲ Automasaje en la base de la columna vertebral

Una técnica de masaje sencilla para disminuir la tensión en la parte inferior de la columna vertebral y para mejorar la postura.

1   Coloque sus manos en la parte baja de su espalda, con las palmas hacia la cadera y con los pulgares extendidos alrededor de la espalda de tal forma que queden uno frente al otro.
2   Dé masaje en los músculos alrededor de la espalda baja (sin tocar la columna vertebral) con la yema de los pulgares, con movimientos circulares para cubrir toda la espalda baja.

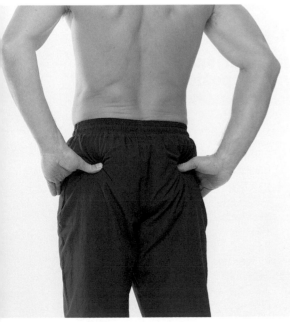

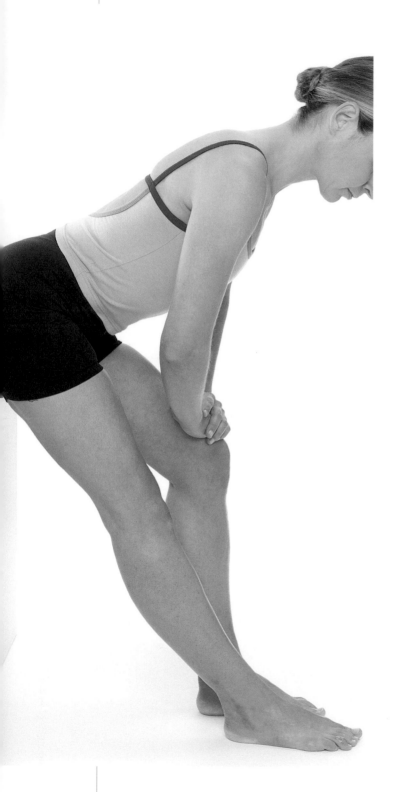

ESTAR SENTADO FRENTE A UN ESCRITORIO durante horas puede hacer que los ligamentos de la corva se pongan rígidos. Estas técnicas ayudarán a estirarlos nuevamente.

◄ Estiramiento de los ligamentos de la corva en posición sentada

Para disminuir la presión en la espalda baja mediante estiramientos de los ligamentos.

1   Siéntese en posición erguida en la orilla de su silla, mirando hacia al frente con sus pies totalmente apoyados en el piso y sus rodillas separadas.
2   Estire su pierna izquierda y apoye el tacón en el piso de tal modo que quede extendido justo frente a usted.
3   Manteniendo la espalda recta y su barbilla en línea recta con su cabeza (no sacando la barbilla), inclínese hacia el frente con dirección a la pierna estirada hasta que sienta que está estirando los ligamentos de la corva.
4   Manténgase en esta posición durante 30 segundos y repita el estiramiento con la otra pierna.

Inclinación pélvica en posición sentada

Para estirar la espalda baja y reducir la tensión provocada por la mala postura.

1   Siéntese en posición erguida con los glúteos hacia la parte de atrás de la silla; ponga una mano en la curva que se forma en la espalda baja con la palma hacia afuera.
2   Con los músculos de su abdomen bajo y la pelvis y sin mover la parte superior del cuerpo, la cual debe permanecer totalmente inmóvil de la cintura para arriba, empuje su espalda baja contra su mano y quédese en esa posición durante varios segundos.
3   Libere la posición y repita el ejercicio dos o tres veces.

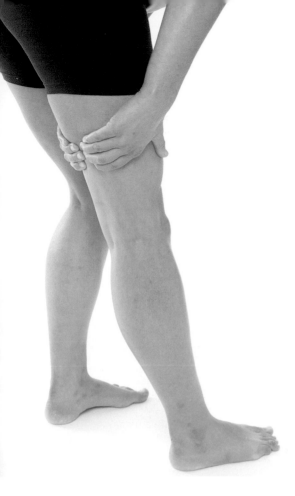

▼ LTB en ligamentos de la corva

Para estirar aún más los ligamentos y liberar más tensión.

1   Con la espalda erguida, inclínese hacia delante de la cintura para arriba, de tal modo que pueda colocar sus manos alrededor de la parte posterior del muslo de la pierna.

2   Doble la rodilla y presione el músculo con dos dedos de cada mano (de tal forma que se toquen entre sí para formar un punto de contacto). Presione hacia adentro y hacia arriba hacia los glúteos para estirar los ligamentos.

3   El estiramiento en la pierna deberá ser lento; repita el proceso varias veces para cada pierna. Trabaje alrededor de todo el muslo, pero evite masajear el área que está arriba de la rodilla.

▲ Masaje de los ligamentos de la corva de pie

Para reducir el estrés en los ligamentos por exceso o falta de movimiento. Esta sencilla técnica se puede llevar a cabo mejor en la regadera, pero también se puede hacer cuando esté de pie.

1   Recargue su peso en una pierna y doble ligeramente la otra pierna y póngala frente a usted.

2   Asegúrese de que su espalda está totalmente erguida; incline hacia delante de la cintura para arriba de tal modo que pueda colocar sus manos alrededor de la parte posterior del muslo de la pierna, sin estirar los hombros, brazos o espalda.

3   Use los dedos de ambas manos para amasar el músculo de la parte posterior del muslo, sin tocar el área blanda que está arriba de la rodilla.

4   Repita el masaje pero ahora en la otra pierna.

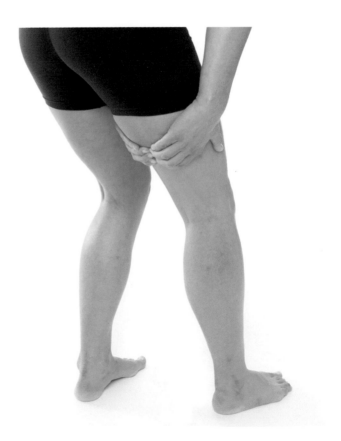

El DOLOR DE LAS ARTICULACIONES puede
ser debilitante, pero los siguientes masajes
ayudan a estimular el flujo sanguíneo en la
articulación afectada.

▼ Masaje en la parte superior de los hombros

Para reducir la tensión causada por el
trabajo repetitivo frente a un escritorio
y la mala postura.

1 Coloque cuatro dedos de la mano derecha
  en el punto medio entre el hombro
  izquierdo y el cuello.
2 Haga movimientos circulares para trabajar
  bien el músculo.
3 Si es necesario, trabaje con mayor
  profundidad formando una especie de
  gancho con los dedos y jalándolos hacia
  el frente.

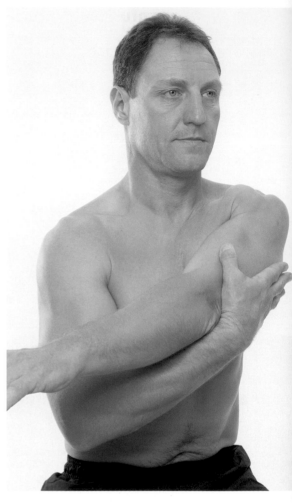

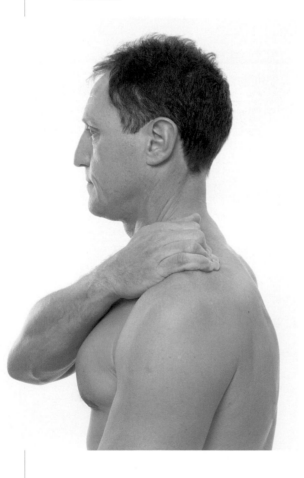

▲ Estiramiento de hombros a lo largo del cuerpo

Para liberar la tensión en la parte
posterior de los hombros y el antebrazo.

1 En posición sentada, estire su brazo
  izquierdo por el frente.
2 Pase la mano derecha por debajo del
  brazo izquierdo, de tal forma que la mano
  derecha toque el antebrazo izquierdo y la
  muñeca derecha toque la parte externa
  del brazo izquierdo a la altura del codo.
3 Mirando hacia al frente, use la mano y el
  brazo derechos para traer hacia el frente
  el brazo izquierdo, el cual todavía sigue
  estirado, a lo largo del pecho para estirar
  el hombro.

▼ Masaje profundo con el dedo pulgar en el antebrazo

Para liberar la tensión en antebrazos, muñecas, codos y manos.

1   En posición sentada, coloque la mano derecha en una superficie plana, puede ser un escritorio o una mesa.
2   Coloque el pulgar izquierdo en la parte superior de la muñeca derecha y comience a masajear hacia el codo, empujando lentamente.
3   Para darle continuación al masaje, también puede hacerlo transversalmente, a lo largo del antebrazo de lado a lado, con el fin de trabajar el músculo con mayor profundidad.

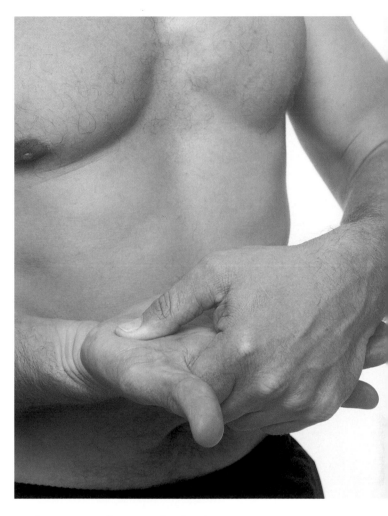

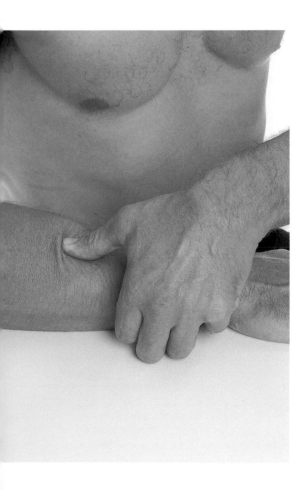

▲ Amasamiento de la base del dedo pulgar

Para reducir la tensión en las manos.

1   Coloque la palma de la mano derecha hacia arriba y ponga el pulgar izquierdo en la base del pulgar derecho.
2   Con movimientos circulares, para reducir la tensión, trabaje el área del pulgar con pequeños masajes desde la mano hacia la muñeca.

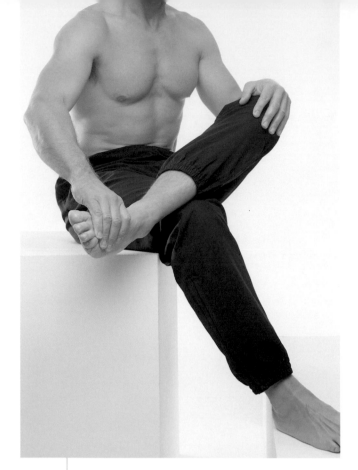

▼ Flexión y estiramiento del dedo gordo del pie

Para estimular más la movilidad de los tobillos y reducir la tensión en la pantorrilla baja.

1 Siéntese derecho y cruce la pierna izquierda por encima del muslo derecho, de tal forma que el tobillo repose en la rodilla.
2 Estire los dedos del pie, de forma tal que el pie quede en punta, y estire su parte superior.
3 Con la mano izquierda, empuje suavemente los dedos del pie hacia la espinilla para flexionar el tobillo.
4 Repita el mismo ejercicio 10 veces, con movimientos lentos y controlados.

▲ Rotación de tobillos

Para estimular la flexibilidad y reducir la rigidez en los tobillos.

1 Siéntese derecho y cruce la pierna izquierda por encima del muslo derecho.
2 Con la mano derecha agarrando el pie izquierdo, gire el tobillo siguiendo el sentido de las manecillas del reloj tres veces con un movimiento controlado y lento, sin movimientos bruscos y sin ejercer demasiada presión.
3 Gire el tobillo tres veces en dirección opuesta a las manecillas del reloj.

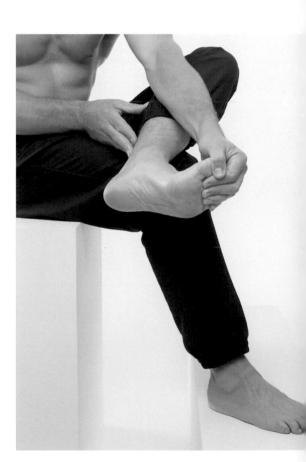

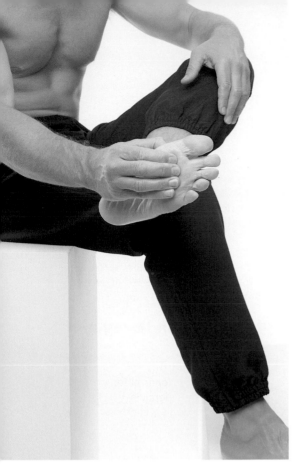

▼ Masaje circular profundo en el arco del pie

Para reducir la tensión y la fricción en los tendones del pie.

1. En la misma posición sentado con el pie izquierdo sobre la rodilla derecha, dé masaje con uno o ambos pulgares en el arco del pie con movimientos circulares pequeños.
2. Continúe masajeando desde el talón hacia la punta del pie y hasta el dedo gordo del pie.

▲ Masaje con el dedo pulgar en la base de los dedos del pie

1. Siéntese derecho y coloque el pie izquierdo sobre la rodilla derecha.
2. Use el dedo pulgar derecho o los dedos (lo que sea más cómodo para usted) para trabajar la base de los dedos del pie, desde la parte anterior del dedo gordo hacia la parte exterior del pie.
3. Para incrementar la liberación de la tensión, flexione el pie hacia abajo con dirección al centro de la planta del pie.

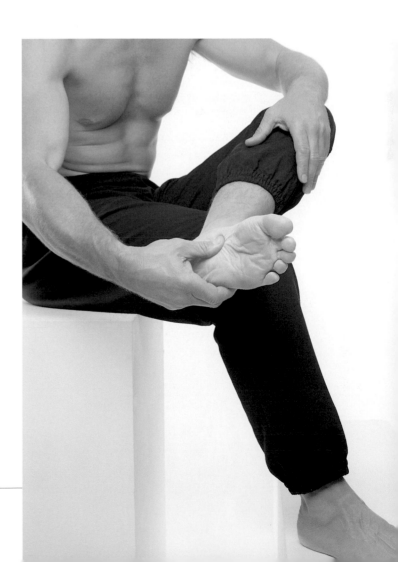

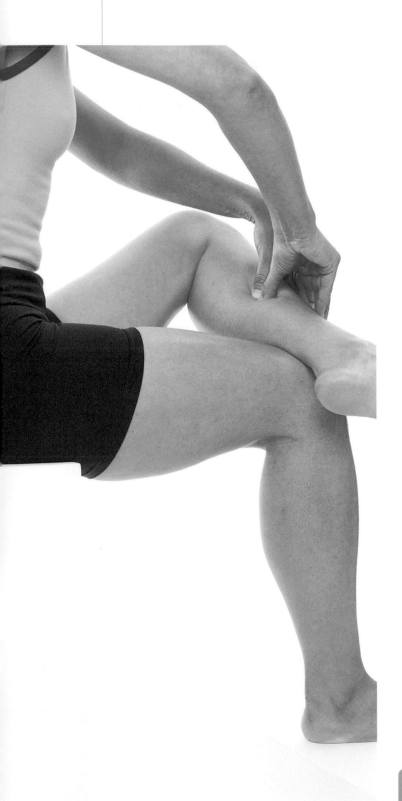

HACER EJERCICIO —en particular correr, caminar o hacer bicicleta— puede provocar que los músculos de las piernas se tensen. Por ello, siempre debe realizar ejercicios de calentamiento para permitir que sus músculos se ejerciten con movimientos suaves que liberen toxinas y reduzcan la rigidez del día siguiente.

Estos masajes le ayudarán a evitar problemas después de hacer ejercicio al centrarse en áreas que por lo general presentan rigidez y dolor.

Automasaje en la regadera

El calor y el vapor de la regadera estimulan la circulación de los músculos e incrementan la dilatación de los vasos sanguíneos, lo cual puede ayudar a disminuir el dolor muscular.

1 Use una regadera de mano para trabajar las áreas con músculo, como los hombros, la espalda, el cuello, los muslos y las pantorrillas. Asegúrese de que el agua no esté muy caliente, ya que esto podría impactar la piel y los tejidos.

◀ Deslizamiento con compresión de las pantorrillas

Para trabajar la tensión y los bloqueos en los músculos de las pantorrillas después de hacer ejercicio.

1 Siéntese con el pie izquierdo cruzado por arriba de la rodilla derecha.
2 Ponga ambas manos alrededor de la parte baja de la pierna, de modo que los dedos pulgares queden frente a usted.
3 Deslice con presión ambos pulgares hacia abajo desde la pantorrilla y con dirección hacia el piso, presionando el músculo de la pantorrilla con movimientos lentos y controlados.

Consejo: Para liberar la tensión más profundamente, puede añadir movimientos activos a esta técnica de deslizamiento con compresión. Empiece con los dedos de los pies flexionados hacia arriba con dirección a la pantorrilla y después libérelos lentamente, de tal forma que apunten hacia el frente mientras usted completa la técnica de deslizamiento.

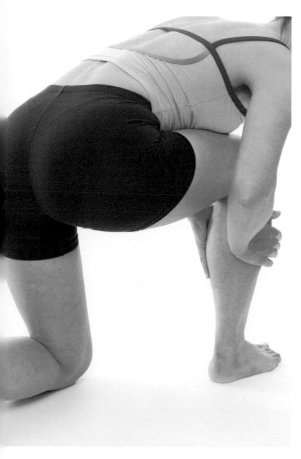

▼ Técnica de deslizamiento con compresión con dos dedos en dirección a la espinilla

Para reducir la tensión en la parte baja de la pierna, particularmente después de caminar, correr, hacer escaladora o bicicleta.

1   Colóquese en el suelo con una espinilla en posición vertical y frente a usted.
2   Inclínese hacia delante y coloque los dedos índice y medio de cada mano juntos en la parte exterior de la articulación del tobillo.
3   Lentamente deslice sus dedos hacia arriba y por la parte exterior de la pantorrilla hacia la rodilla.
4   Si gusta, puede añadir movimientos musculares activos poniendo el pie en punta y flexionándolo mientras realiza el segundo deslizamiento por compresión.

▲ Autocompresión en las pantorrillas

Para eliminar la acumulación de toxinas y la oclusión de fluidos en las pantorrillas después de hacer ejercicio enérgico.

1   Coloque la rodilla izquierda sobre el suelo y la pierna derecha flexionada, de tal manera que el pie derecho esté tocando el suelo.
2   Inclínese hacia delante y coloque el talón de la mano derecha sobre la parte inferior de la pantorrilla derecha, a la altura que usted se sienta más cómodo.
3   Mantenga presionado el músculo de la pantorrilla durante varios segundos.
4   Deslice las manos hacia arriba unos 5 cm y trabaje la pantorrilla con dirección a la rodilla. No repita el masaje en la misma área.

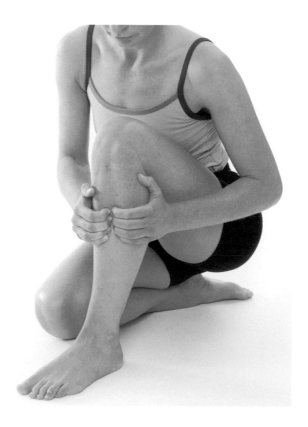

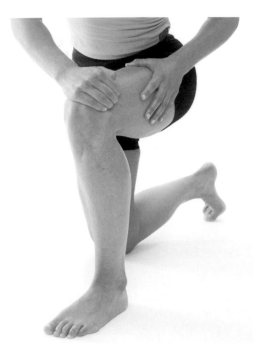

▼ Masaje profundo hacia la parte superior de la pantorrilla

Para reducir la tensión y el dolor alrededor de la parte superior de la pantorrilla y la rodilla.

1 En posición sentada, coloque ambas manos a los lados de la pantorrilla con los dedos pulgares a la altura de la parte superior de la pantorrilla, alrededor de 5 cm debajo de la rodilla.
2 Dé masaje con los dedos pulgares hacia arriba, con dirección a la rodilla, con movimientos profundos.

ESTOS MASAJES DESPUÉS DE HACER EJERCICIO se realizan sentados y de rodillas. No debe darse masaje si siente dolor o molestia en alguna parte del cuerpo o si hay inflamación o heridas en el área que se va a tratar.

▲ Masaje transversal en la parte lateral de la rodilla

Para reducir la tensión en la articulación de la rodilla después de correr o caminar.

1 Arrodíllese sobre su rodilla derecha y coloque la mano derecha sobre la rodilla izquierda; los dedos deberán estar colocados en la parte externa de la rodilla.
2 Dé movimientos circulares y pequeños con los dedos sobre el área exterior de la rodilla evitando masajear la rótula.
3 Para un contacto más profundo, trate de añadir movimientos con apretones, como pequeños pellizcos, o masajear el área con el dedo pulgar.

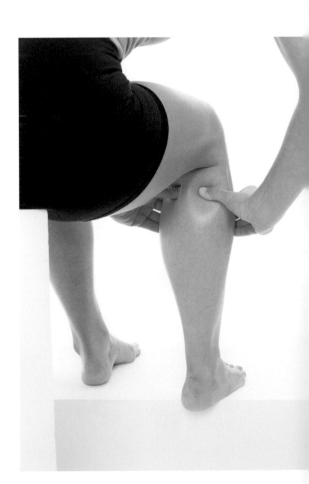

▼ LTB en la rodilla

Para estirar áreas específicas en los músculos de los muslos y liberar la tensión en la rodilla. Es particularmente bueno después de correr o de una caminata sobre una superficie empinada.

1. Siéntese con la espalda erguida y coloque el dedo pulgar en el muslo derecho arriba de la rodilla y el dedo pulgar izquierdo encima del pulgar derecho.
2. Levante la pierna, de tal forma que el pie quede a la altura de la rodilla.
3. Presione los dedos pulgares contra el músculo del muslo y jálelos hacia usted, rodeando y presionando el músculo con las dos manos.
4. Lentamente baje el pie hacia el piso, pero siga ejerciendo presión constante con los pulgares para hacer más profundo el estiramiento.
5. Mueva los pulgares 5 cm hacia arriba y repita el movimiento en todo el músculo; tenga cuidado de no repetir la técnica en la misma área.

▼ Estiramiento de la pantorrilla, en las áreas media y lateral

Para estirar los músculos tensos de la pantorrilla, para estimular la excreción de toxinas en la parte baja de la pierna y reducir la rigidez.

1. Párese frente a una pared; deje un espacio de unos 30 cm entre la pared y usted.
2. Coloque el talón de su pie en el piso, y recargue la base del pie contra la pared, de tal forma que los dedos de los pies apunten hacia la espinilla.
3. Con la pierna estirada, lleve el músculo y la rodilla hacia la pared para estirar la pantorrilla. Mantenga esta posición por lo menos 30 segundos.
4. Para que el estiramiento abarque más allá del área de la pantorrilla, mueva el talón un poco hacia la derecha y repita el estiramiento; después, repita el ejercicio moviendo el talón unos 5 cm a la izquierda. Asegúrese de que los dedos del pie permanezcan en el mismo lugar durante los tres estiramientos; lo único que se mueve a los lados es el talón.

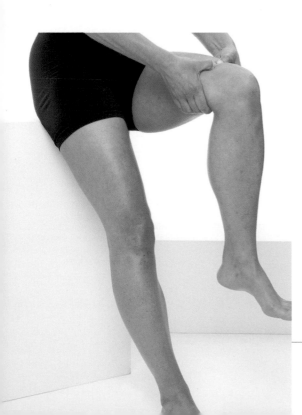

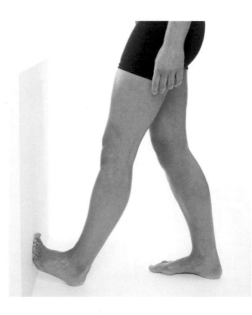

LAS SIGUIENTES TÉCNICAS abarcan área que se ven afectadas particularmente por la tensión.

▼ Masaje en la parte anterior del pecho

Para reducir la tensión a lo largo de la parte frontal del pecho, liberar la respiración y relajar el cuello.

1 Coloque los cuatro dedos de su mano derecha en el lado izquierdo de su pecho.
2 Comenzando desde el centro del pecho, con los dedos haga movimientos circulares hacia el hombro.
3 Inhale y exhale lentamente mientras lleva a cabo el masaje; presione ligeramente con mayor fuerza mientras exhala.

▼ Estiramiento en la parte anterior del cuello

Para trabajar la parte superior del pecho y la parte frontal del cuello.

1 Use los cuatro dedos y dé masajes con movimientos circulares como en el ejercicio anterior, pero en esta ocasión voltee la cabeza al lado derecho para que se estiren los músculos y ligamentos en la parte frontal del cuello.

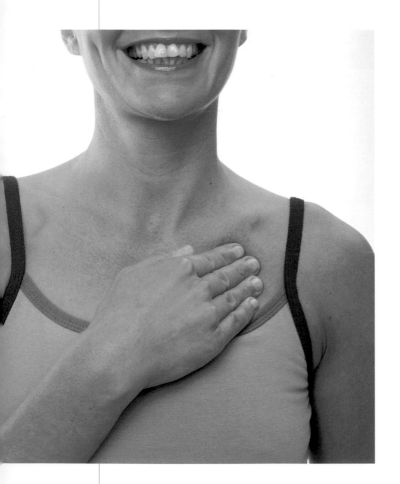

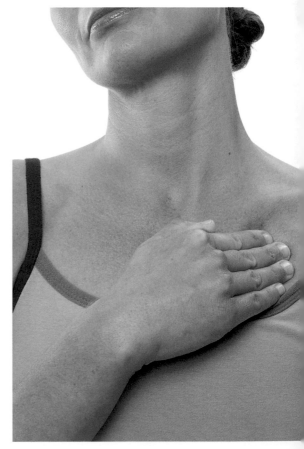

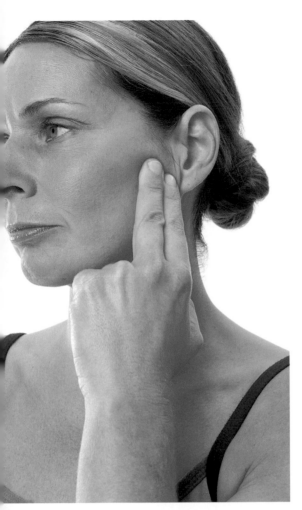

▼ Detonador para romper la tensión en el cuero cabelludo

Para reducir la tensión acumulada en el cuero cabelludo y estimular la relajación.

1 Separe todos los dedos de las manos y colóquelos en cada uno de los lados de la cabeza; los dedos pulgares deberán estar por encima de las orejas y hacia la parte posterior del cuello.
2 Dé masaje con los dedos con pequeños movimientos circulares.
3 Después de unos cuantos segundos, mueva las manos para que cubran un área diferente.
4 Inhale y exhale profundamente para estimular la relajación.

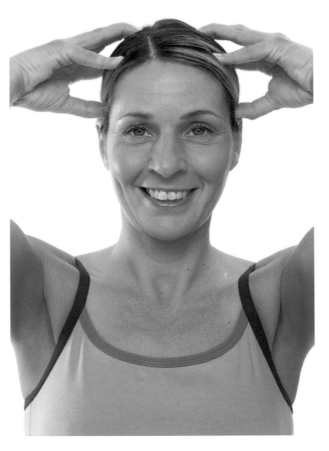

▲ Masaje con dos dedos en la base de la mandíbula

Para liberar la tensión en la mandíbula y en las áreas laterales de la cara.

1 Coloque los dedos índice y medio de la mano izquierda juntos y en posición vertical en la mandíbula para que el primer dedo quede justo en la parte donde está el hueso de la mandíbula, en frente del lóbulo de la oreja.
2 Con pequeños movimientos circulares, dé masaje firme con el dedo pulgar en el área de la mandíbula; el contacto debe ser marcado, pero tenga cuidado de no presionar demasiado fuerte. La mandíbula debe moverse ligeramente hacia los lados.

LAS SIGUIENTES TÉCNICAS DE MASAJE CON LAS MANOS están diseñadas para que usted las realice en el trabajo con el fin de protegerlo contra la acumulación de tensión y lesión repetitiva por estrés.

Siéntese derecho para balancear los músculos. Como regla general, la buena postura puede ayudar a prevenir las lesiones y a reducir la tensión en todos los músculos de su cuerpo; además, ayuda a mejorar la concentración y a desarrollar la agudeza mental. Si va a estar sentado durante un periodo prolongado, periódicamente verifique que está sentado en la posición correcta (ver NOTAS). Si tiene problemas para recordar que tiene que mantener la posición correcta, intente apoyarse en algún ejercicio que le ayude a recordar: por ejemplo, pegue una etiqueta circular de color rojo en alguna parte de su escritorio y cada vez que la vea verifique que está sentado en la posición correcta.

▼ Compresiones en el dorso de la mano

Para reducir la tensión en la mano a causa de un trabajo repetitivo y hábil, como escribir a mano o a máquina.

1 Ponga la mano izquierda frente a usted, con la palma hacia abajo.
2 Con el dedo pulgar derecho, presione el dorso de la mano izquierda y mantenga el estiramiento durante varios segundos en cada parte que se trabaje.
3 Mueva las compresiones alrededor; tenga cuidado de no cubrir la misma área dos veces.

> ## NOTAS
> - Para mantener la buena postura, imagine que hay una cuerda encima de su cabeza que lo está estirando hacia arriba.
> - Siéntese con los dos pies recargados en el piso.
> - Eche ligeramente sus hombros hacia atrás, de tal forma que no estén redondeados hacia delante.
> - Corrija cualquier encorvamiento en la parte inferior de la columna y recargue la espalda baja en el respaldo de su silla.
> - Verifique la posición de su barbilla; ésta debe estar derecha, ni hacia fuera ni hacia adentro.
> - Levante el pecho (más que estar hacia fuera, debe estar hacia arriba); esto para incrementar la altura del cuerpo y liberar el diafragma para respirar.
> - Respire profundamente varias veces antes de comenzar.

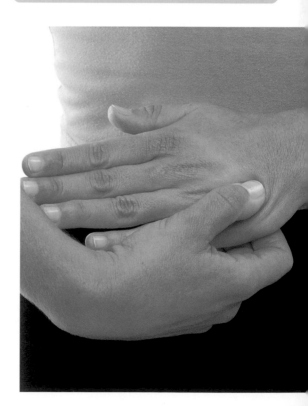

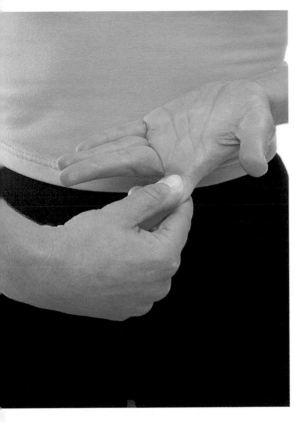

▼ Estiramiento de muñecas, antebrazos y manos

Para liberar la tensión en toda la parte inferior del brazo y en la mano.

1. Estire el brazo izquierdo, de modo que la mano izquierda quede frente a usted.
2. Con la mano derecha empuje los dedos y la palma de la mano izquierda hacia usted; sentirá cómo se estira su antebrazo izquierdo. Mantenga esa posición durante por lo menos 30 segundos.

▲ Compresión en los dedos con el pulgar

Para reducir la tensión en los dedos pulgares y en la muñeca.

1. Coloque la mano izquierda frente a usted, con la palma hacia arriba.
2. Presione el dedo pulgar de la mano izquierda contra la parte inferior del dedo índice de la mano derecha; desplace el dedo índice derecho hacia arriba para que ejerza presión en cada una de las tres secciones.
3. Desplace hacia la punta de cada dedo para repetir las tres compresiones.

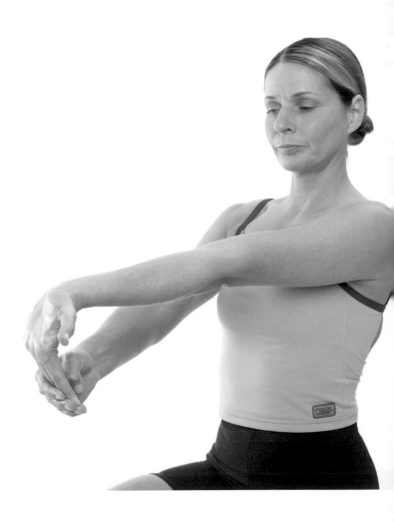

LAS SIGUIENTES TÉCNICAS ayudan a diminuir los problemas abdominales comunes.

▼ Dolor menstrual

Ayuda a eliminar el dolor menstrual, así como el dolor debido a espasmos musculares.

1 Póngase en posición sentada o parada y de tal forma que no haya ningún objeto en la espalda.
2 Coloque las manos en la cadera, con los dedos pulgares en la espalda baja a la altura de la cadera, uno de cada lado de la columna.
3 Dé masaje con los dedos pulgares con movimientos circulares, pequeños y suaves en los puntos de presión de la espalda baja. Deje de masajear si siente alguna molestia.

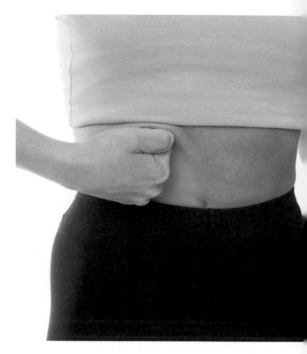

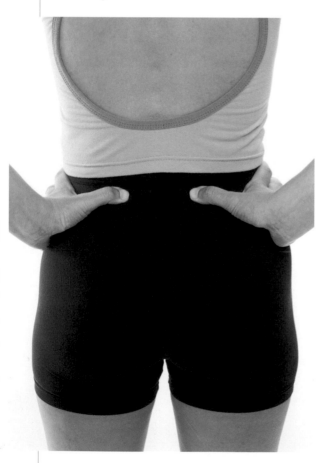

▲ Dolor por la acumulación de gases

Para reducir el dolor provocado por la acumulación de gases en el abdomen, mediante la liberación de aire retenido y la estimulación del flujo digestivo.

1 Busque un lugar tranquilo donde no se sienta incómodo por la expulsión de gases.
2 Póngase en una posición cómoda, parado o sentado.
3 Con los dedos de la mano derecha forme una especie de puño sin apretar demasiado (de tal forma que la palma de la mano quede libre y los dedos doblados) y colóquelos en la parte frontal de la cadera del lado derecho.
4 Dé masaje con movimientos circulares suaves en el sentido de las manecillas del reloj con la misma dirección del intestino grueso, trabaje el área hacia arriba con dirección a las costillas, a lo largo de la parte inferior de la caja torácica y hacia abajo con dirección a la cadera del lado izquierdo.

La acupresión

Para estimular cada uno de los puntos de acupresión y aliviar el dolor, se deben utilizar uno o dos dedos ejerciendo presión constante. No se debe masajear con movimientos circulares. En un inicio, se debe mantener una presión suave y constante durante 30 segundos; después, se debe repetir la compresión ejerciendo más presión si es necesario. Cada compresión debe durar 30 segundos.

Punto de acupresión 1

Es un punto estimulador instantáneo del estado de ánimo que ayuda a combatir la depresión y a levantar el ánimo. Este punto se encuentra donde el dedo pulgar y el índice forman una V. Utilice el dedo pulgar de la otra mano para presionar esta área.

Punto de acupresión 2

Es un punto para liberar la tensión, para aliviar dolores de cabeza provocados por la tensión, para estimular la concentración y aliviar los ojos cansados. Se encuentra en el agujero occipital donde se une la parte inferior del cerebro con el cuello, en cualquiera de los lados de la columna vertebral. Utilice los dedos pulgares para presionar suavemente cualquiera de los lados de esta área.

Punto de acupresión 3

Es un punto para liberar el estrés y es bueno para reducir la ansiedad y la tensión. Se encuentra en la parte superior central del antebrazo en el músculo grande justo detrás del pliegue del codo.

Punto de acupresión 4

Es un punto estimulador del metabolismo que es bueno para combatir problemas del pecho y de los ojos. Se localiza en la parte superior de los pies, aproximadamente en línea recta con los dos primeros dedos y directamente por arriba del arco.

Punto de acupresión 5

Es un punto estimulador del sistema inmunológico que es bueno para combatir el cansancio y la depresión. Se localiza en la parte interna del tobillo por arriba del pie, entre el tendón de Aquiles y el hueso del tobillo.

Punto de acupresión 6

Es un punto para aliviar el dolor, liberar la tensión y estimular el estado de ánimo. Se encuentra en la espalda, en línea recta con los riñones. Siéntese derecho en una silla y forme una especie de puño con cada una de las manos. Coloque los puños detrás de su espalda, a la altura de los codos e inclínese hacia atrás suavemente para estimular este punto.

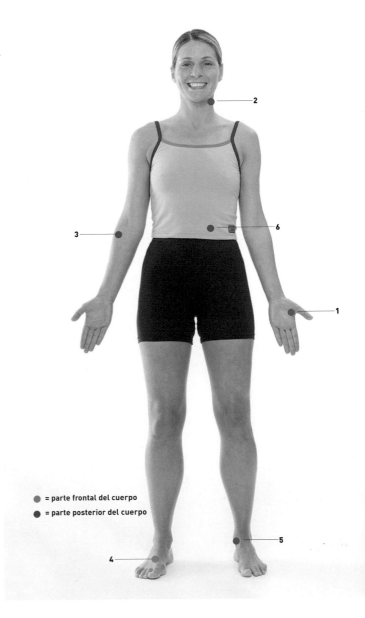

● = parte frontal del cuerpo
● = parte posterior del cuerpo

Terapia corporal
y cuidados
posteriores

El tiempo después de un masaje es muy importante para asegurar los mayores beneficios terapéuticos en el cuerpo y en la mente. Este capítulo muestra cómo cuidar, de la mejor forma posible, los estados físico y mental entre masajes con el fin de maximizar los beneficios y asegurar que la sensación de bienestar perdure.

El masaje no sólo relaja y libera la tensión; también actúa como un medio para desintoxicar, alivia dolores en el tejido blando del cuerpo y estimula la circulación y el drenaje linfático. Sin embargo, los beneficios no tienen que terminar cuando se termina de dar el masaje. Con unos pequeños cambios se pueden lograr mejorías trascendentales para su estado de salud en general.

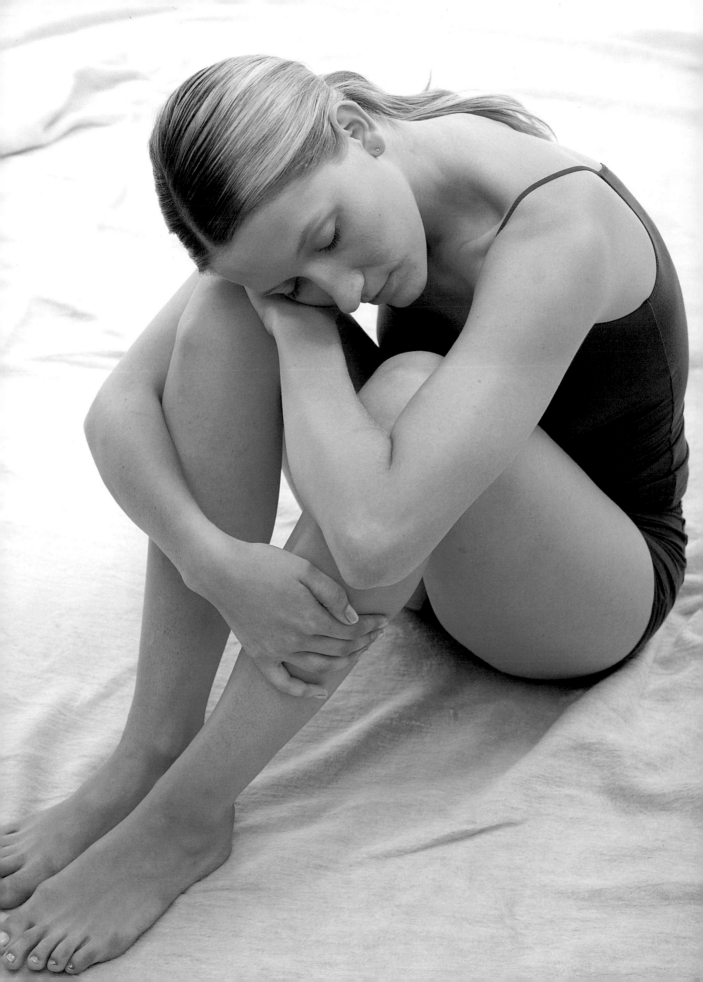

Cómo aprovechar al máximo el masaje

El masaje algunas veces puede provocar respuestas emocionales. Cuando se liberan las toxinas y la tensión acumuladas en el cuerpo, los miedos, la ansiedad y la tristeza pueden salir a flote. Algunas personas se sienten somnolientas, débiles o mareadas inmediatamente después del masaje y podrían necesitar unos cuantos minutos para reajustarse a su ritmo normal de vida. Si va a manejar justo después de recibir un masaje, tenga en cuenta que la relajación profunda puede provocar que el tiempo de reacción disminuya. Nunca maneje si se siente mareado o somnoliento; siéntese y quédese tranquilo o tome una pequeña siesta o espérese hasta que se sienta listo para conducir.

En raras ocasiones se pueden presentar respuestas físicas como: dolor de cabeza, sensación de tener la temperatura elevada, náusea leve o transpiración. No obstante, por lo general estos síntomas sólo se presentan durante los primeros masajes o en personas que no habían recibido un masaje durante un largo periodo. Estos síntomas deben desaparecer rápidamente con el descanso.

Desintoxicación

Evite consumir bebidas alcohólicas o cafeína y absténgase de fumar durante por lo menos doce horas después del masaje para ayudar a su cuerpo a continuar con el proceso de desintoxicación. Añadir al cuerpo toxinas como bebidas alcohólicas o nicotina podría influir de forma negativa en este proceso. El masaje regular le ayudará a manejar las toxinas que se acumulan todos los días; así que, mantener su cuerpo libre de toxinas en la medida de lo posible, antes y después de recibir un masaje, le ayudará a estar saludable durante un largo periodo.

Duerma como un bebé

Uno de los principales efectos colaterales del masaje es la sensación de cansancio —dado que se liberan toxinas del cuerpo, éste puede llegar a sentirse demasiado pesado—. Si su cuerpo se siente fatigado durante o después del masaje, no se preocupe. Ceder ante el cansancio es un lujo que no nos permitimos con frecuencia. Sentirse somnoliento después del masaje es porque su cuerpo le está diciendo que necesita tomar las cosas con más calma.

Visualización

Mientras que están masajeando su cuerpo cierre los ojos y piense en un lugar que lo haga sentir cómodo, relajado y tranquilo —puede ser el paisaje perfecto, un lago tranquilo en medio de la puesta de sol o su imagen favorita—; después, transpórtese a ese lugar con todos sus sentidos. Piense en cómo huele ese lugar, cómo se siente y los sonidos que lo rodean, así como en lo que usted ve ahí. Mientras visualiza este lugar especial, deje que su respiración sea profunda y rítmica y deje que las preocupaciones y la tensión fluyan. Tómese su tiempo para regresar lentamente a su presente y concéntrese en lo que está pasando a su alrededor antes de abrir los ojos.

Manténgase ligero

Evite comer o beber en demasía justo después de un masaje o de realizar actividad física. Esto podría desviar la energía de los procesos vitales de curación hacia la digestión; evite consumir estimulantes como la cafeína y consuma agua simple o té de hierbas, alimentos

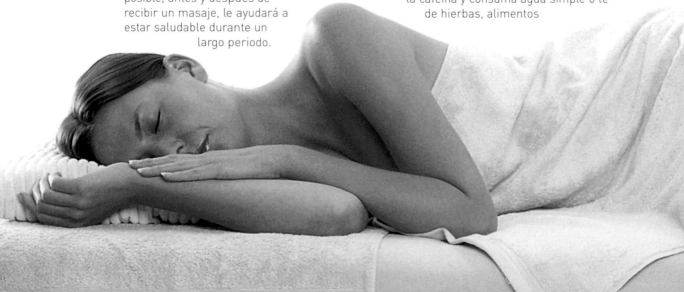

ligeros o fruta fresca. Asegúrese de tomar suficiente agua para evitar la deshidratación que puede presentarse después de un masaje. El agua hace que el cuerpo siga trabajando eficazmente, ayuda al sistema linfático y al aparato circulatorio y reaviva la piel, lo cual la hace verse y sentirse fresca y joven.

Estimule la circulación

La circulación lenta puede afectar los sistemas y aparatos del cuerpo y hacer que la piel se vea sin brillo, seca y anormal. El masaje estimula la circulación, pero también hay muchas cosas que puede hacer por usted mismo entre masaje y masaje. Con una tela absorbente para cuerpo o con una esponja de luffa envuelva la piel seca de brazos y piernas mientras se baña; recuerde trabajar el área desde las extremidades y hacia el corazón. Si la piel adquiere un aspecto ligeramente rojizo, es una señal de que la sangre está fluyendo con fuerza hacia la superficie.

Enfriamiento

Hacer ejercicios de enfriamiento después de una rutina pesada le ayudará a prevenir espasmos, lesiones o dolorimiento de músculos, ya que estos ejercicios ayudan a que se liberen toxinas. Realice por lo menos de cinco a diez minutos de movimientos sencillos para finalizar su rutina de ejercicios.

Controle su postura

Una postura correcta puede ayudarlo a vivir la vida sin dolor ni lesiones. Trate de pensar en cómo se sienta o en su postura cuando está de pie. Si va a pasar periodos prolongados sentado en frente de un escritorio, cocinando o viendo televisión, procure que su columna vertebral mantenga la posición neutral, lo cual le ayudará a reducir el estrés en la espalda.

Tómese un descanso

Dar masajes puede ser una forma de drenar sus niveles de energía, por lo que es recomendable que después de que haya masajeado a alguien procure tomarse un descanso para recargar sus propias baterías. Asegúrese de ingerir bastante agua y evite apresurarse a realizar alguna otra actividad. Deje que su cuerpo se relaje y renueve durante diez minutos; siéntese o recuéstese en algún lugar silencioso y tranquilo.

Fuentes de vitaminas

Procure comer por lo menos cinco porciones de frutas y verduras todos los días para estimular su ingesta de vitaminas, minerales y antioxidantes. Las vitaminas A, B y C se encuentran abundantemente en jitomates, frutas, vegetales de hojas verdes y berros; son de particular importancia para una dieta saludable.

Nutrientes esenciales

Los ácidos grasos y elementos como el zinc y el calcio son esenciales para mantener saludables la piel, los huesos, el cabello y las uñas. Los mariscos, los vegetales de hojas verdes y los frutos secos —o semillas oleaginosas, como nueces, avellanas, almendras, etcétera— contienen estos elementos nutritivos y ayudan a mantener la piel en excelentes condiciones. El consumo de pescados aceitosos como la caballa y el salmón aseguran que el cuerpo tenga los componentes básicos para una buena salud en general.

Antioxídese usted mismo

La contaminación, las toxinas, las bebidas alcohólicas, el tabaquismo y el estrés pueden ocasionar que se acumulen radicales libres en el cuerpo, lo cual puede causar un daño a largo plazo —si no se está al pendiente de ello. Para combatir esto, asegúrese de incluir en su dieta antioxidantes que eliminen los radicales libres; los antioxidantes se encuentran en las frutas frescas y en los vegetales, el ajo, la cebolla y los frutos secos y las semillas.

Glosario

Las técnicas de masaje descritas en el presente libro pueden ayudar en caso de las siguientes afecciones.

Artritis
Las articulaciones pueden beneficiarse con las técnicas para estimular la circulación:
• Compresiones en el dorso de la mano (p. 116)
• Compresión en los dedos con el pulgar (p. 117)
• Masaje con el dedo pulgar en la base de los dedos del pie (p. 109)
• Masaje circular profundo en el arco del pie (p. 109)
Nunca dé masaje a personas con artritis aguda o inflamada para evitar causar dolor y empeorar la afección.

Asma y problemas respiratorios
La tensión en los músculos en la región del tórax, abdomen y pecho puede agravar los síntomas del asma. Intente las siguientes técnicas para relajar los músculos del tronco y del sistema respiratorio:
• Masaje en la parte anterior del pecho (p. 114)
• LTB en el área del diafragma (p. 92)
• Técnica de rozamiento profundo en las costillas con los dedos (p. 92)
• Punto de acupresión 4 (p. 119).

Celulitis
De acuerdo con algunas fuentes, el masaje puede ser beneficioso en el caso de la celulitis. Pruebe las técnicas de rozamiento en los muslos y las pantorrillas para estimular el drenaje linfático e incrementar el aflujo de la sangre a la piel:
• Rozamiento del muslo I y II (p. 73)
• Automasaje de glúteos (p. 103)
• Amasamiento del muslo (p. 74)

Circulación
Las siguientes técnicas generales pueden ayudar a estimular la circulación y el drenaje linfático:
• Rozamiento y amasamiento de los brazos (pp. 62-70)
• Rozamiento y amasamiento de las piernas (pp. 73-83)
• Punto de acupresión 4 (p. 119)

Concentración
Los músculos cansados, dolores y molestias no sólo llevan a la fatiga, sino también pueden ser fuentes de distracción. Mejore la concentración empleando las siguientes técnicas:
• Masaje en las sienes (p. 98)
• Estiramiento en la parte anterior del cuello (p. 114)
• Puntos de acupresión 2 y 4 (p. 119)

Cruda
Dolor de cabeza, estómago revuelto y músculos adoloridos, causados por el exceso de alcohol, se pueden aliviar con los siguientes procedimientos:
• Masaje en las sienes (p. 98)
• Detonador para romper la tensión en el cuero cabelludo (p. 115)
• Liberación de la presión en el occipucio (p. 41)
• Rozamiento alternando ambas manos (p. 90)

Depresión
Ayude al cuerpo a combatir la depresión mediante el masaje de los dedos:
• Puntos de acupresión 1 y 5 (p. 119)

Dolor de cabeza
Las siguientes técnicas son de utilidad para mitigar el dolor:
• Compresiones en el occipucio (p. 99)
• Liberación de la presión en el occipucio (p. 41)
• Detonador para romper la tensión en el cuero cabelludo (p. 115)

Dolor de estómago
Los dolores ocasionados por los espasmos musculares en el tracto digestivo pueden tratarse con un masaje relajante en el área en cuestión:
• Rozamiento alternando ambas manos (p. 90)
• Amasamiento en el abdomen (p. 93)
(Absténgase del masaje si el dolor es muy fuerte o el masaje parece agravarlo).

Dolor en la espalda baja
La espalda baja es una región propensa a presentar dolores, sobre todo en personas con mala postura. Las siguientes técnicas se emplean para reducir el dolor y la rigidez:
• Punto de acupresión 6 (p. 119)
• Automasaje en la base de la columna vertebral (p. 103)
• Deslizamiento transversal de los glúteos (p. 52)

Dolor menstrual
El cólico menstrual se puede disminuir mediante la generación de calor por encima de la parte frontal de la cadera (ver p. 118), así como con las siguientes técnicas:
• Rozamiento profundo de la espalda baja con el pulgar (p. 49)
• Punto de acupresión 6 (p. 119)

Dolor por acumulación de gases
Las técnicas básicas de masaje abdominal ayudan en el caso de acumulación de gases (para una solución alternativa, ver p. 118):
• Movimientos circulares en el sentido de las manecillas del reloj (pp. 88-89)

Estrés

El masaje en general es beneficioso contra el estrés aunque las técnicas que se mencionan a continuación pueden ser especialmente útiles, sobre todo si se aplican empleando los aceites esenciales:
- Movimiento para el relajamiento completo de la espalda (pp. 54-55)
- Detonador para romper la tensión en el cuero cabelludo (p. 115)
- Puntos de acupresión 3 y 5 (p. 119)

(Tenga presentes las limitaciones en cuanto al uso de los aceites esenciales en las pp. 18-19).

Fatiga

Las sencillas técnicas que se encuentran a continuación ayudan al cuerpo a combatir la fatiga mediante la estimulación rejuvenecedora del metabolismo:
- Masaje en todo el brazo para relajación (p. 70)
- Vibraciones de relajación en la pierna completa (p. 83)
- Puntos de acupresión 2 y 5 (p. 119)
- Liberación de la presión en el occipucio (p. 41)

Indigestión

Las alteraciones de digestión pueden resultar molestas y dolorosas. Intente las siguientes técnicas de pecho y abdomen:
- Rozamiento clavicular (p. 38)
- Rozamiento del esternón (p. 39)
- Rozamiento alternando ambas manos (p. 90)

Insomnio

En los casos que el insomnio se ve agudizado por la tensión y rigidez muscular, prueba las técnicas relajantes y soporíferas para ayudar a inducir el sueño:
- Masaje de cuello y hombros (pp. 40, 43, 44-47)
- Movimiento para el relajamiento completo de la espalda (pp. 54-55)
- Punto de acupresión 3 (p. 119)

Lesión repetitiva por estrés

Esta enfermedad, común actualmente entre los oficinistas que utilizan la computadora durante todo el día, afecta principalmente los antebrazos. Las siguientes técnicas ayudan a aliviar el dolor y el malestar:
- LTB en el antebrazo y los bíceps (pp. 67 y 68)
- Estiramiento de muñecas, antebrazos y manos (p. 117)
- Amasamiento de la base del dedo pulgar (p. 107)

Rechinido de los dientes

Las personas que rechinan los dientes, especialmente durante el sueño, pueden sufrir dolor de mandíbula, cuello y cabeza como consecuencia del dolor y espasmo en los músculos. Puede emplear las siguientes técnicas para aliviar las molestias:
- Masaje con dos dedos en la base de la mandíbula (p. 115)
- Compresiones en el occipucio (p. 99)

Relajación

Todas las técnicas de masaje ayudan a relajar los tejidos si la presión es ligera pero firme; sin embargo, las siguientes técnicas son de particular utilidad si se busca una solución rápida:
- Movimiento para el relajamiento completo de la espalda (pp. 54-55)
- Detonador para romper la tensión en el cuero cabelludo (p. 115)
- Vibraciones en brazos y piernas (pp. 70 y 83)

Rigidez en el cuello

La rigidez en el área del cuello, especialmente producida por la mala postura, se puede aliviar con las siguientes técnicas que reducen la acumulación de las toxinas en los músculos y estimulan la flexibilidad:
- Estiramiento de barbilla a pecho (p. 100)
- Estiramiento de orejas a hombros (p. 101)
- Masaje en los hombros en la parte superior (p. 106)

Rigidez en las rodillas

Esta afección a menudo se produce por la tensión y rigidez en los músculos que rodean la rodilla. Dé masaje a la articulación de la rodilla usando las siguientes técnicas:
- Rozamiento del muslo I y II (p. 73)
- Rozamiento de los ligamentos de la corva I (p. 79)
- Autocompresión en las pantorrillas (p. 111)
- Estiramiento de la pantorrilla, en las áreas media y lateral (p. 113)

Sinusitis

Los senos del cráneo inflamados u obstruidos pueden causar dolores de cabeza, congestión en la nariz y cansancio. Intente las siguientes técnicas para limpiar el exceso de líquido y facilitar el drenaje de los senos para mejorar la respiración:
- Compresiones circulares en los senos (p. 98)
- Liberación de la presión en el occipucio (p. 41)

Tobillos o pies hinchados

Los tipos de masaje que estimulan la circulación en los pies también pueden ayudar al sistema linfático a drenar el exceso de líquido. Combine las siguientes técnicas con la elevación de las áreas afectadas para disminuir la hinchazón:
- Rozamiento de la pantorrilla I y II (p. 82)
- Rozamiento de los ligamentos de la corva I (p. 79)
- Flexión y estiramiento del dedo gordo del pie (p. 108)

Vista cansada

El masaje facial puede ayudar en el caso de la vista cansada:
- Compresiones en el occipucio (p. 99)
- Estiramiento de barbilla a pecho (p. 100)
- Estiramiento de orejas a hombros (p. 101)

Índice

(Los números de página en cursivas indican ilustraciones)

Títulos de esta colección

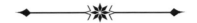

Masaje de manos y pies

Mary Atkinson

Yoga curativo

Liz Lark y Tim Goullet

Masajes corporales

Esme Floyd